養喉嚨練口腔

寺本內科・牙科診所
寺本浩平 牙科院長
寺本民生 內科院長

瑞昇文化

如何長久維持「口腔」與「喉嚨」的健康——序言

近年來，「肺炎」攀升為日本人死因第三名而備受關注。因肺炎引發死亡的個案以高齡者居多，相關資料亦指出，絕大多數都是食物飲品或唾液等感染源誤入肺部造成「誤嚥性肺炎」所導致的。

因為這樣，「高齡者最怕肺炎！」的論調也跟著大行其道，不過根據個人以往至今的臨床經驗來看，我認為「過分煽動恐懼其實沒有意義」。

現今，日本人的平均壽命不論男女皆超過八十歲，在全球名列前茅。對任何人而言長壽都是值得歡欣的事，基本上可謂「已進入長命百歲不是夢的時代」。

另一方面，社會高齡化的速度之快，讓醫療與照護政策追趕不及（預算面也好、制度面也罷），導致年輕世代的負擔隨之加重（不論是經濟還是勞力）。長遠來看，必需採取哪些對策以確保將來的經濟成長是眼下的課題。

然而，我們如今活在對從前的人來說比夢想還遙不可及的「人生八十年時代」，所以我認為總之就是先抱持著「能活在目前這個時代是很幸福」的想法就好。

現年四十多歲的我，面對高齡長者一向心懷感激，感謝他們「為現今社會打下根基」，將其視為人生的大前輩敬而重之。而我們的世代今後也很有可能更加長壽。

當今社會出現各種過去未曾遇過的課題，這些都是伴隨著長壽這個美好的禮物所產生的，必需從一體兩面的觀點出發，尋求對策。

發生於高齡者身上的肺炎，是長壽所帶來的老化現象之一，無法完全杜絕。

因此，若對誤嚥如臨大敵，主動放棄或禁止經口進食，並不見得一定正確。能從嘴巴吃東西的幸福，也是我們生存意義上十分重要的因素。

上了年紀，就容易發生誤嚥，必需接受這個自然的生理現象，並盡可能預防這種情況發生——。也就是說，誤嚥在所難免必需妥善因應——這樣的生活智慧才是這個時代所需要的。

目前，我們的牙科醫療也正面臨典範轉移（巨大改變）。

身為牙醫師，我也確實感受到隨著高齡化發展，我們所肩負的職責也跟著有所變化。

過去牙科的主要服務項目為治療就診患者的牙齒、製作假牙。然而，以往至今我們所未曾察覺到的牙科新需求，也隨著高齡化發展逐漸成形。

那就是為無法親自來診所就醫的患者提供牙科出診服務，以及協助逐漸無法從口腔攝取食物的患者恢復經口進食（用嘴巴吃東西）。

長久以來我們所接觸的都是，只要治好牙齒或調整假牙就能順利進食的病患。然而實際出診進行診療後才發現，有許多患者就算完成了牙齒療程仍舊無法進食。

牙齒治好了、裝上了合適的假牙卻仍然無法吃東西的患者，是因為「口腔與喉嚨肌力」降低的緣故。如何恢復以及維持這項功能是這些患者所面對的課題。

隨著高齡化發展，預防誤嚥引發肺炎與窒息的觀念開始獲得推廣宣導。「口腔與喉嚨肌力」在防止誤嚥的觀點上亦逐漸受到重視。

「口腔與喉嚨肌力」能透過持續復健而恢復。

療養期間插鼻胃管或裝胃造口攝取營養的患者，只要口腔與喉嚨的功能仍在，就有可能再用嘴巴吃東西。

當然，趁著身體還健康時便注重並維持「用嘴巴吃東西的肌力」，對於將來的經口進食能力以及誤嚥預防方面極有助益這點是無庸置疑的。

本書是針對關心自身與家人健康的讀者們所撰寫的。我想其中應該也有些讀者現正肩負著照護父母親的職責。

希望本書能讓大家改觀，正視口腔與喉嚨的重要性，同時也期盼本書能拋磚引玉，讓大家重新思考長壽時代下的幸福定義。

寺本浩平

1 肺炎與窒息最好通通都別找上門……

不論任何人「進食能力」都是會衰退的

2 立即進行確認！

吃東西時、吞嚥時有沒有這些「煩惱」？

3●從今日起身體力行！
簡單「健康操」不論口腔還是喉嚨皆常保活力！

4 ●原來內部構造長這樣！掌管吃、喝、呼吸之……重要器官「嘴巴、喉嚨」的秘密

6 ●維持經口進食的幸福！

有關進食姿勢、食物、吃法的巧思與方法

1

●肺炎與窒息最好通通都別找上門……

不論任何人「進食能力」都是會衰退的

肺炎為死因第3位，窒息則為意外死亡第1位——焦點數據

近年來，「肺炎」在日本人的死因排名順位逐漸攀升。

向來擁有高信賴度的日本厚生勞働省（譯註：相當於台灣的衛生福利部）所調查的官方人口動態統計（2017年）分析指出，日本人的主要死因，依序如下。

①癌症、②心臟病、③肺炎、④中風、⑤衰老、⑥事故傷害、⑦腎衰竭……

其中只有中風呈現減少的趨勢，癌症、肺炎、衰老、腎衰竭則呈現增加的傾向，而且這些疾病的罹患機率與高齡化成正比。

現今被視為一大問題的「肺炎」數據之所以會飛快攀升，講白一點，其實就是**長壽老人家比率增加**的緣故。

會如此斬釘截鐵是因為肺炎引發死亡的案例，很明顯的偏向高齡者。在日本，65歲～69歲男女世代的四大死因中，肺炎已竄出頭，患者數亦隨著年歲增長而攀升。

高齡者的肺炎大多起因於「誤嚥」，這個觀念近年來已廣為人知。

日本人主要死因（2016年）

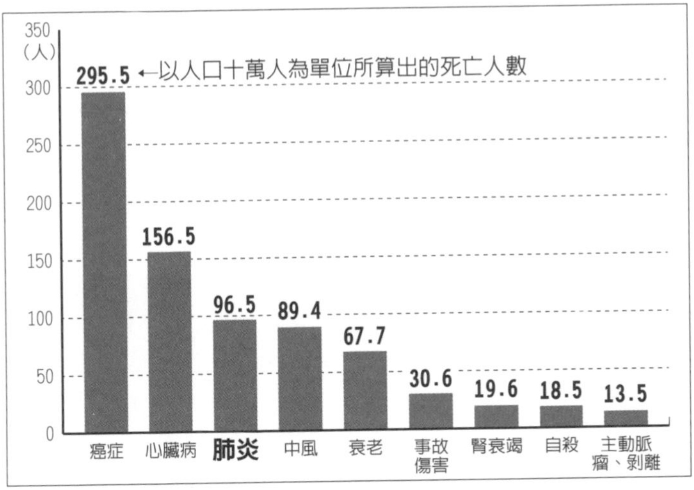

「事故傷害」所造成的死亡人數

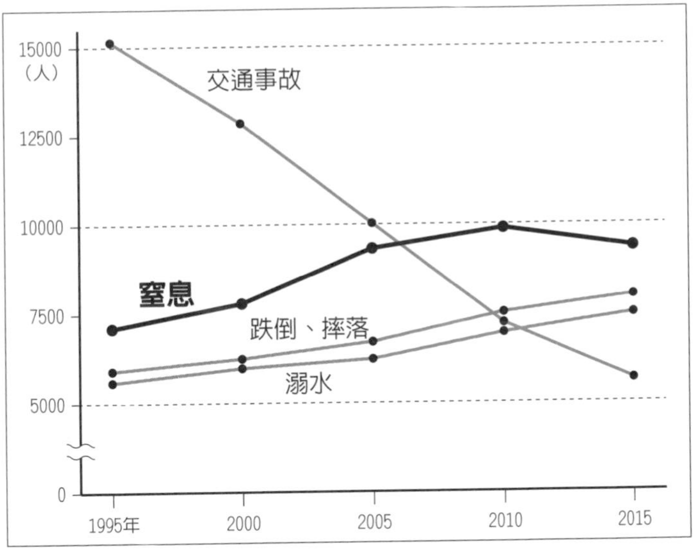

接下來要請大家一同關注與誤嚥有關的「窒息死亡」的增加。

居死因第6位的「事故傷害」，以交通事故占最大宗，尋求對策加以防範是長年以來的課題。然而，一年大約有三萬八千人死於意外傷害，其中因窒息死亡的人數**目前卻高居第一**，超越交通事故的死亡人數。

根據厚生勞働省的人口動態統計資料顯示，2016年「事故傷害」所造成的死亡當中，窒息身亡的人數居冠，共有9485人，交通事故的死亡人數為5278人，排名第四。窒息死亡的人數約為交通事故的1.8倍。

近二十年來，因交通事故而死亡的人數幾乎減少了三分之一，另一方面，**窒息死亡的人數卻足足增加了百分之三十以上**。

這樣的現象給了我們什麼啟示呢？

人人皆長壽是很幸福的。然而，隨著年歲增長，我們會變得容易誤嚥，喪命於肺炎或窒息的風險大增也是不爭的事實。

我認為必需正視這個現象。

波平爺爺與廣美鄉，誰才是前輩？——肺炎、窒息發生率增加的原因

本書的讀者們，一定都知道《海螺小姐》吧？沒錯，就是也有改編成電視動畫的長谷川町子女士的人氣漫畫。

劇中的「廣美鄉」，也就是歌手鄉廣美，相信大家也是耳熟能詳吧。

話說回來，現在的鄉廣美先生與磯野波平爺爺（海螺小姐的父親），究竟誰的年紀比較大呢？

正確答案是……「鄉廣美先生」。

鄉先生出生於1955年10月，現年六十二歲（譯註：2017年本書於日本出版之際），已過花甲之年，依舊神采奕奕，實在令人佩服。

另一方面，根據漫畫作品中的角色設定，波平爺爺……居然是五十四歲！

海螺小姐的家人與鄉先生都不會老，雖然兩者的背後涵義大不同，可是怎麼看，波平爺爺就是……不像五十幾歲人吧？

其實這是我很常在演講上分享的橋段，每當我向聽眾宣布正確答案後，就會聽到「不會吧～居然才五十幾歲？」的反應。

波平爺爺，不好意思喔，為何你看起來老態龍鍾呀？

海螺小姐在朝日報的連載始於昭和25年（1950年），初次登上地方報則是二戰剛結束不久後的昭和21年（1946年）。

昭和21年，家父甚至都還沒出生呢。

現在日本男性的平均壽命雖然超過八十歲，但在當時卻只有五十到六十歲左右（1947年為50．06歲；1950年為59．57歲）。**那個時代的人們普遍六十歲左右就會因中風等疾病身亡**。

順帶一提，公司企業的退休年齡直到1980年代左右一般為五十五歲。

在海螺小姐的創作時代，五十四歲的波平先生將屆退休，漫畫中的模樣其實相當符合當時的父親形象。

也就是說從前有很多人，在擔心年老容易引起誤嚥或窒息之前，便已不在人世了。

※《海螺小姐》（サザエさん）為日本女性漫畫家長谷川町子於1946年發表的四格漫畫，從1946至今（含動畫）已經連載六十餘年，並衍生許多描述日本社會現象的詞語。例如文中提到《海螺小姐》裡人物年齡並不會隨著劇情的增加而改變的單元劇模式，動漫界稱之為「海螺小姐時空」（サザエさん時空）。

為何會發生「誤嚥」——「經口進食機能」降低

各位讀者是否明白「誤嚥」與「誤食」的差異呢。

不論是誤嚥還是誤食，按字面上的意義來解釋都是「不慎吞食」。同樣都是不慎吞食，但定義可是大不相同。

幼兒吞下鈕扣或化妝品等物……這種情況是「誤食」。不慎吞下具有危害性不得食用的物品，換句話說，吃下不能吃的東西稱之為誤食。

而另一方面，**誤嚥是指「吞嚥方式」出差錯**。將口中食物吞入喉嚨送進胃部稱之為「吞嚥」，吞嚥不正常就是誤嚥。

我們的喉嚨有食物通道的食道入口，以及空氣通道的氣管入口。吃下去的食物必需由喉嚨進入食道才是正確的吞嚥。若出差錯，**食物會從氣管進入肺部，這就是「誤嚥」**。

各位讀者是否有過誤嚥的經驗呢？用餐時應該曾有過不小心嗆到的經驗吧。

一般來說，當食物快要進入氣管前，就會引起嗆咳反應，將恐怕引發誤嚥的物質推回喉嚨。

所以，肺部健康能確實咳嗽的人，不太會引發誤嚥。

再者，另一個很重要的功能就是**確實吞嚥的能力**。

我們平常總是不經意地進行吞嚥，但是當口腔或喉嚨的肌力降低時，會發生什麼現象呢？

食物可能未充分獲得咀嚼，便進入喉嚨裡；可能有一些未確實吞嚥的食物殘留在食道入口，一個不小心就掉進氣管裡。

經由嘴巴吃東西的機制稱之為「**進食吞嚥機能**」。此機能未能確實發揮作用就是造成誤嚥的一大原因。

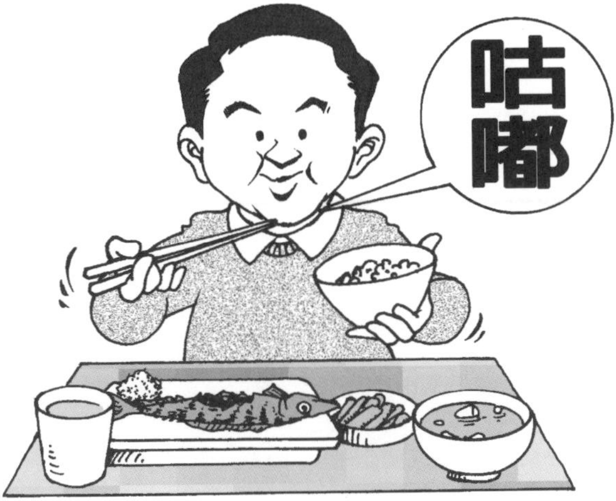

吞嚥……吃下去的食物進入食道才是正確的吞嚥。

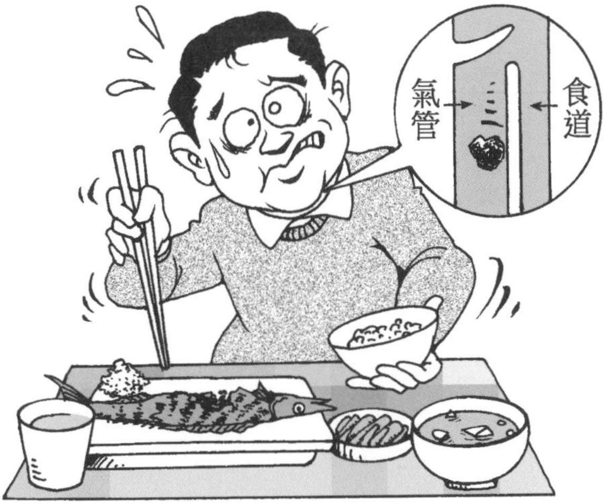

誤嚥……吃下去的食物有一部分進入氣管稱之為誤嚥。

為何會發生「窒息」——年糕是危險食物？

每年一到冬天，年糕噎住喉嚨的窒息意外就會增加。也就是說，年糕引發誤嚥的情況非常多。

這些窒息意外大多發生在老人家身上。

究竟為什麼高齡者容易被年糕噎住喉嚨呢？

原因之一，就是先前所提到的「進食吞嚥機能」降低。具體而言，**隨著年齡增長，唾液的分泌會減少，咀嚼與吞嚥能力也會跟著變弱**。

因此，不只是年糕，所有的食物都會變得難以吞嚥，而容易引發誤嚥。即使各位讀者目前進食吞嚥機能正常，也必需為將來做準備。

話雖如此，「既然有危險那就禁食年糕吧」的想法其實不太人性。

相信高齡者當中，一定有些人很喜愛年糕，「一想到過年不能吃年糕就覺得難過」。

奉勸這些長者無需抱持著「年紀一大把，就別再吃年糕了」的想法，應該轉念思考**「既然上了年紀，那就想好配套措施來滿足口福」**。

年糕可以烤來吃也可以煮成年糕湯，有各式各樣的吃法，但是，當溫度低於體溫時就會變硬是年糕的特性。就算烤熟後剛開始吃時熱騰騰，也會漸漸冷卻變硬，而容易噎住喉嚨。

有鑑於其特性，比方說可以將年糕切成容易吞嚥的大小，或煮成年糕湯等，**下功夫降低誤嚥或窒息的風險，想出解決對策來「吃」**是很重要的。

一般而言，水分比較少的食物、容易沾黏在喉嚨的食物，容易引發窒息需要採取對策。我想有些長者可能會說「就是喜歡吃海苔烤年糕」，可是這道料理很容易黏在口腔或喉嚨需加以留意。

隨著年歲增長，**理解食物的特性，思考不易引發誤嚥的吃法**，也是開心生活的智慧之一。

誤嚥、窒息、長期臥床全都敬謝不敏——當心廢用症候群

身體機能會隨著年歲增長而降低，為何會產生這種現象呢？

其中一個原因，如同字面所示，就是「老化」。從小用到老的眼睛與耳朵變得不靈光、關節磨損、血管漸漸變硬……，這些都是無可奈何的現象。

另一方面，肌肉或骨骼若未透過運動加以使用，就會逐漸萎縮。

近年來，很常聽到肌肉減少症（肌少症）或運動障礙症候群（Locomotive Syndrome／簡稱 LOCOMO）這些詞彙。

二者所定義的狀態十分相似，不過**肌肉減少症指的是肌肉異常減少；運動障礙症候群則是指，肌肉、骨骼以及關節等運動器官衰退**，導致難以維持日常生活。

一般而言，只要一週臥床休養不活動身體，肌肉量將會下降20％。即便是四十幾歲的我，若1～2週都過著臥病在床的生活，突然要我「立刻起身走動」，腳步一定會搖搖晃晃。

若是不太給予肌肉或骨骼負擔（負荷），腰腿或手臂等運動器官就會變衰弱。

經常被援引的實際例子就是從國際太空站剛回到地球的太空人狀態。

長期在無重力空間活動的太空人，剛回到地球後會站不穩，有些人甚至無法自力行走。這是因為長達好幾週都在沒有地球「重力」這個負荷下的空間生活的緣故。

雖然現在已有相關配套措施，但據說持續在太空生活（就算沒有臥床休養），肌肉流失的速度是地球的2倍，罹患骨質疏鬆症的速度是老人家的10倍。

我們的身體具有這種**「不用就會衰退」的特質**。不限腿部或手臂，停擺不用的身體機能變衰弱稱之為「廢用症候群」。

也就是說，不能過度操勞身體，但也不能過分懶散。

「嘴巴、喉嚨」是很重要的器官——維持「進食能力」

各位讀者有什麼維持身體健康的習慣嗎？

相信應該有些讀者，為了避免將來罹患運動障礙症候群而開始健走。最近常聽到「健康從腸道做起」這個觀念，為了預防文明病，我想有些讀者會經常攝取發酵食品，認真執行「健腸活動」吧。

所以本篇要告訴各位讀以後也要針對口腔與喉嚨多加保養。符合廢用定義的進食吞嚥功能降低，常可見於因療養等緣故「有一段時間未從嘴巴吃東西」的患者身上，而這些大部分都是住院接受營養輸液，或者是透過鼻胃管進餐的患者。

這些患者很難一下子就恢復像普通人一樣的正常飲食狀態。因此，必須從吞嚥輔助飲食（易於吞嚥的特製餐點）開始攝取，並搭配復健療法，漸漸地恢復普通飲食的過程是很重要的。

沒錯，**口腔與喉嚨也是需要復健的**。

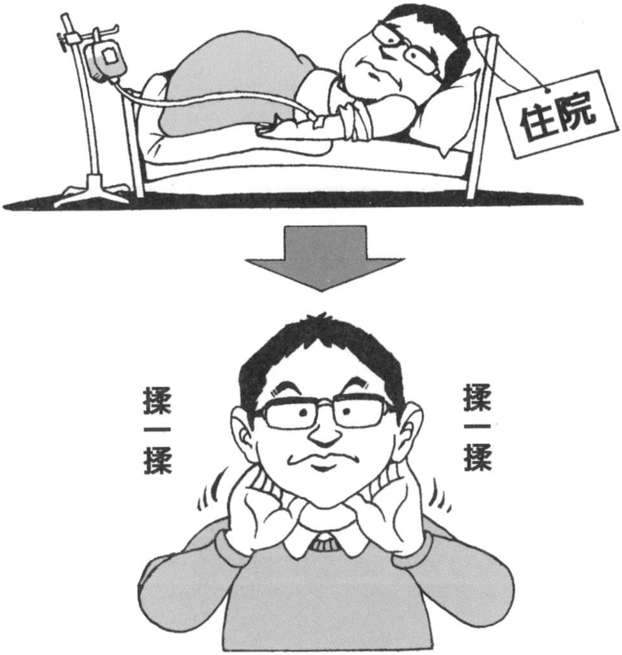

因住院等原因而未從嘴巴吃東西時，**進食吞嚥機能將會降低**。

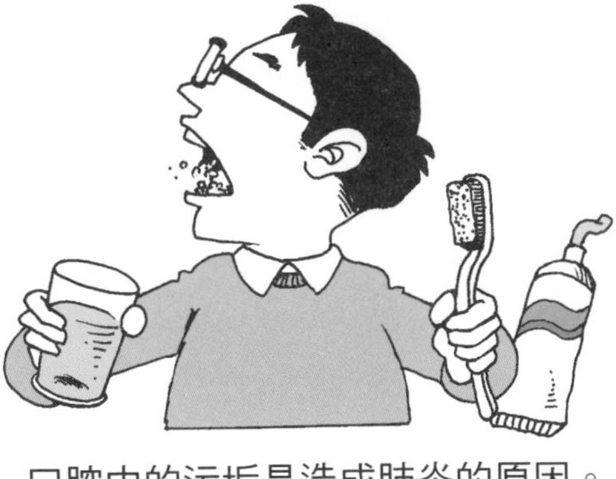

口腔中的污垢是造成肺炎的原因。

年歲增長後，全身各處會逐漸變得無法活動自如。同樣的道理，嘴巴與喉嚨也是會一點一滴老化的。

要維持「活到老吃到老的狀態」，必需從現在開始鍛鍊嘴巴與喉嚨。

與此同時，也請留意口腔衛生。

刷牙、漱口是基本功。

罹患機率與年齡成正比的牙周病，與糖尿病的惡化、文明病等也有很深的關聯。此外，**萬一發生誤嚥時，口腔中的汙垢將會成為引發肺炎的原因。**

請記住，嘴巴與喉嚨的功能是可透過復健恢復的，而口腔的衛生則與全身的健康息息相關。

2

●立即進行確認！

吃東西時、吞嚥時有沒有這些「煩惱」？

「進食、吞嚥」有沒有問題？——衛生所制定的檢查表

目前牙科正面臨重大的轉換期。以往至今，牙醫師的職責就是治療牙齒。然而，目前的社會需求也希望牙醫師能提供「幫助患者以自身的牙齒盡其所能地進食」這樣的服務。

隨著高齡化加速，有照護需求的長者變多，需要牙醫師與口腔衛生師負責的業務也愈見廣泛。當然，牙齒的治療一如往常般仍舊重要，但綜觀大局，牙齒治療已被重新定義為協助經口進食的一項環節。

在「地區概括協助」（針對居家或照護機構提供綜合協助的服務）這個活動中，牙科與兼任其他專業領域的醫療、照護專家們的合作也愈來愈密切。

我們牙科醫療從業人員主要涉及的，就是幫助大眾能**透過嘴巴吃東西的「經口進食協助」領域**。針對入住安養設施或需要居家照護、協助的人士，提供口腔保健或進食功能療法，當然也是經口進食協助的一部分。

根據照護服務員所提出的需求，我們與別科醫師、護理師，甚至是各種復健醫師們在現場的合作機會也變得更多。能與其他科別的醫師互動，不但讓我受到激勵也獲益良多。

地區概括協助也很積極宣導，如何「防範」長期照護狀態的發生。具體而言，有「預防跌倒」、「營養」以及「口腔保健」，並針對這些主題開設長期照護預防教室。關於口腔保健的研習會，主要是以地區健康民眾為對象所進行的啟蒙活動，**呼籲不論年紀再大都該保有「經口進食的幸福」**。

在這個推廣事業中，東京都的多摩立川衛生所，以當地居民為對象制定了一份進食吞嚥功能檢查表。衛生所的這份『**進食、吞嚥障礙檢查表**』，內容非常詳盡。接下來，我將以檢查項目為主題，帶領大家一起來確認嘴巴或喉嚨是否有問題。

《進食&吞嚥 健康度檢查》表➡第52頁

要點①

用餐中有時會「嗆到」

多摩立川衛生所的檢查表，是以開始感到「進食有困難」的人士為對象，針對不容忽視的進食吞嚥障礙徵兆做說明，目的是為了讓大眾能盡早察覺有異，防止進食吞嚥障礙的發生。我想這張表應該也能對各位讀者有所幫助。

接下來就從檢查表的第1項目「**用餐時嗆到**」，依序說明。做完這些確認後，若已詳加留意卻還是覺得進食困難的讀者，請就近請教相關專科。

用餐時嗆到是因為食物或飲品快進入氣管前所引發的。

我想各位從以往的經驗應該明白，容易引起哽嗆的情況，都是吃下乾澀食物或喝水等時候。

乾澀、粒粒分明的食物之所以容易嗆到，是因為在口中四散不易成形的緣故；水等液體之所以容易造成哽嗆，是因為液體會比大多數食物更快進入喉嚨的關係。

像這些食物飲品，偶爾嗆到並不算異常。需要擔心的是「**比以前更常嗆到**」的情況。

容易被食物嗆到的人，很有可能在咀嚼食物時（進食吞嚥的準備期）發生問題。例如，**唾液量很少，無法順利整合咀嚼過的食物等情況**。尤其是有在服藥的人士，有時會受到藥物影響導致唾液的分泌量減少。

另外，咀嚼食物時，若不能好好運用舌頭或臉頰，無法順利形成整合的部分食物，有時會在吞嚥前進入喉嚨。若出現這樣的傾向，進行促進唾液分泌或幫助舌頭順暢活動的訓練便可收到成效。

會被水嗆到的人，或許是開始吞嚥的時間點（口腔期）出現問題。很多都是漫不經心地喝下水之類的液體，在吞嚥反射發生前液體就已到達喉部的情況。有此困擾的讀者，**喝水時，先喝一小口，再接著一小口，試著善用口腔，不疾不徐規律飲用**。

要點② 唾液堆積在口中

剛在要點①也有說明過，唾液的分泌在我們的進食機能上扮演不可或缺的角色。

唾液含有澱粉酶這個消化碳水化合物的酵素。所以為了促進唾液增加，小時候我們會被教導「吃東西要細嚼慢嚥」。

另外，唾液會產生適當的溼度以保護口腔黏膜與舌頭，同時也具有維持口腔衛生的功能。

唾液之所以能對口腔衛生產生作用，是因為它在**帶走食物殘渣等汙垢的同時，能將口腔中的PH值（酸鹼值），維持為不易繁殖細菌的弱鹼性**。

再者，唾液本身就含有抗菌作用能抑制細菌的孳生。

這些作用維護了口腔的衛生，而且唾液還有抑制惱人口臭的效果。

唾液除了吃東西以外，聊天說話有活動到嘴巴時也會大量分泌。據聞一天平均分泌1～1．5公升左右。

用餐時，唾液會隨著食物一起被吞嚥下去，其他時候所分泌的唾液，在口中累積到一定程度後，會自然而然地被吞嚥（此反應稱之為吞嚥反射）。

自覺「**唾液堆積在口中**」的人，有可能是因為無法確實產生這個吞嚥反應的緣故。當唾液容易堆積在口中時，有些人會認為是唾液的分泌量太多。其實，唾液分泌量正常，沒有順利完成吞嚥才會堆積在口中才是應該懷疑的方向。

感覺唾液容易堆積在口中的人，或許也會覺得痰變多。像這種情況，可以試著運用嘴巴或喉嚨進行吞嚥訓練。

要點③ **有時覺得吞嚥很費力**

吞嚥可分為，出於自主意識的「中樞性吞嚥」，以及無意識所產生的「末梢性吞嚥」（請參閱第127頁）。

與大腦相關的中樞性吞嚥，以及透過延髓調節的末梢性吞嚥，能彼此互補，讓我們容易嚥下食物。**唾液會堆積在口中的人**，研判應該是**無意識吞嚥並未順利發揮作用的緣故**。

所以，不論是有此問題的讀者也好，沒此困擾的讀者也罷，都請專注地咕嘟吞嚥唾液一次看看。

在進食吞嚥障礙的篩檢（檢查）中，也有一項反覆吞嚥唾液，稱之為「RSST」（反覆唾液吞嚥測試）的方法。這是一個簡單又安全的測試，能在30秒內嚥下3次口水，就能判定吞嚥機能大致上沒有問題（吞嚥的診斷基準當然並非只看此結果）。

回到主題，**「有時覺得吞嚥很費力」**的情況，還得評估食物形狀或性質所造成的吞嚥難易度。

硬梆梆又難咬或纖維很多的食物，會難以吞嚥是很正常的。進食吞嚥障礙的著眼點並不在於「吃了普遍認為難吞嚥的東西」而費了好一番功夫才嚥下去。而是，平常吃起來沒有任何問題的東西，卻突然必需非常專注才有辦法吞嚥的情況。

這類型的症狀，**原因不只是口腔或喉嚨的肌力降低，有時可能是喉嚨腫或發炎才會導致吞嚥困難**。

像這種情況，建議前往耳鼻喉科接受診察。

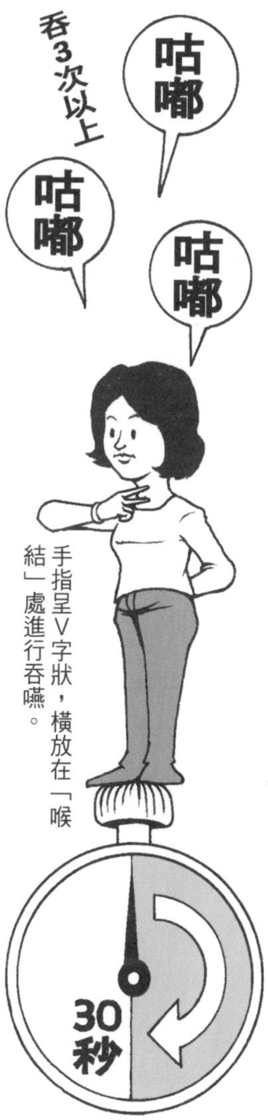

手指呈V字狀，橫放在「喉結」處進行吞嚥。

要點④ **硬的東西咬不動**

如果有患者反應「咬不動硬的東西」時，我們牙醫師首先會先懷疑牙齦與牙齒的狀態。然而近年來，著眼點已漸漸轉換為「不光只是牙齒的問題」。這是因為咀嚼所用到的肌肉衰退，或其他進食機能障礙也會出現咬不動的症狀。例如，牙齒或假牙明明沒有問題，**卻咬不動硬的東西時，或許已來到應該「留意」進食吞嚥機能的時候了**。

無論如何，請找個時間請教牙醫師。如果診察過後發現了問題，就能夠即時接受適當的治療（每家牙醫診所的特色不盡相同，例如主要治療顳顎關節障礙症、提供牙科出診服務等等）。

咬不動東西的原因，有可能是罹患**顳顎關節障礙症**。顳顎關節障礙症指的是，下巴關節以及與下巴動作相關的肌肉（咀嚼肌）出現問題。無法張大嘴巴、開口或閉口時會痛都是相關症狀。

另外，若因**牙周病**導致牙齦發炎加劇，支撐牙齒的牙骨（齒槽骨）溶解，牙齒就會鬆動。若再加上咬力變弱，就會咬不動硬的東西。其他像是蛀牙導致牙齒破損、受傷缺牙卻未填補的情況下，會對其他牙齒造成負擔，咬力也會減弱。

若出於上述原因，透過牙科治療改善口腔狀態，應該就能解決問題。

再者，治療之後，**填充物或包覆物以及假牙如果不夠合適時，也是導致咬力變弱的原因**。尤其是愈高齡，使用假牙的長者也愈多，希望大家能夠多注意配戴時的狀態。配戴不合適的假牙，咬東西的時候會位移或往上滑動就會咬不太動食物，也就吃不太下硬的東西。

像這種情況，請別客氣，一定要提出反應，讓牙醫師修正假牙。另外，剛裝上假牙後，吃硬的東西有時會疼痛。可以請牙醫師進行調整，起初先從軟質食物吃起，再慢慢習慣咬硬的東西。

要點⑤ 舌頭有苔狀汙垢

舌頭表面附著一層白色苔狀汙垢，稱之為「舌苔」。舌苔與牙垢一樣，都是細菌等物質繁殖所形成的。

輕度舌苔常見於大部分人身上，因此無需過分在意而用力刷個不停。話雖如此，若想盡量讓舌頭回復到漂亮的粉紅色，首先得注意生活習慣。

睡前不刷牙或者經常暴飲暴食、睡眠不足等不注重養生的人，舌苔會較為嚴重。另外，**唾液分泌過少的口乾症患者、咀嚼或吞嚥之際無法順利運用舌頭的人，舌苔情況也較為明顯**。也就是說，舌苔亦是衡量進食吞嚥機能是否降低的指標。

絕大多數舌苔嚴重的人，口腔內部也是藏汙納垢。日漸高齡後，這些汙垢也會成為誤嚥性肺炎的感染源。因此，最好從現在就開始留意。

話說回來，舌苔為何會密密麻麻地分布呢？

口腔當中，牙齦與臉頰內側都有一層光滑的黏膜。相對於此，舌頭的表面卻是粗糙的。一般認為，這是為了要讓味覺與觸覺更為發達，導致我們的舌頭表面積變大所造成的。

當然，這裡所說的變大並非外觀上的巨大。被稱為「舌乳突」的線狀組織，密密麻麻地分布於舌頭表面向上延伸。攤開來看，表面積就變得非常廣大。

清潔舌頭可使用專用的潔舌刷，不可用牙刷硬刮。另外，也得注意不要過度清潔。若矯枉過正削掉舌乳突，反而會讓舌頭更容易變髒。

想預防污垢附著，倒不如**增加說話的機會，促進唾液順暢分泌、積極活動舌頭**。如此一來，也能防止進食吞嚥機能降低。

要點⑥ 聲音變得沙啞、出現氣音

聲音狀態的改變，有時會顯示出身體細微的變化。

例如，筋疲力盡時聲音會變得頹軟無力，感冒引起鼻子或喉嚨發炎時，聲音就會變得混濁或沙啞。

進食吞嚥機能發生問題時，也會導致聲音狀態產生變化。

不管是說話還是進食，我們幾乎都使用同一器官。

位於氣管入口（聲門）的聲帶所發出的聲音，經過咽部通往嘴巴或鼻子之際，會隨著喉嚨或舌頭、嘴唇等使用方式，呈現出各種音調（例如五十音等）。

而嘴唇與舌頭、咽部等部位，在進食上是很重要的器官。

那麼，**「氣音」**或**「沙啞的聲音」**在什麼情況下會出現呢。接下來就從進食吞嚥的角度來探討。

首先，從氣音做說明。開始進行吞嚥的口腔期，為了不讓食物進入鼻腔，鼻咽腔會關上。此時，位於喉嚨入口處，被稱為「軟顎」的組織（懸壅垂下方）會上升，阻隔鼻腔與咽部。

該軟顎在發出聲音時也會關閉鼻咽腔。**當軟顎的動作變得不靈活時，就會形成空氣從鼻腔流走的聲音。**

那麼，聲音沙啞又是怎麼一回事呢。從事過度用嗓工作之人，聲帶會不堪負荷而變形，聲門便無法精準關閉，就會導致失聲或沙啞。

除了聲帶發炎之外，**隨著年齡增加導致聲門無法精準關閉時也會出現同樣的狀況。**當嘴巴或喉嚨的動作變得不靈敏時，聲門的縫隙就可能容易引起誤嚥。

「修訂版飲水測試」這個進食吞嚥機能篩檢方法，會請測試者將少量的水含於口中後吞嚥，聆聽其呼吸變化。喝下水之後如果聲音變得沙啞，很有可能是水進入到聲門的緣故。

要點⑦ 經常咳嗽

用餐完經過一段時間後，有時會開始咳嗽，這與用餐當下嗆到又是另一回事。這個咳嗽反應，意味著什麼呢。

不論是用餐時嗆到也好，吸入細微灰塵咳嗽也罷，同樣都屬於咳嗽反射這個身體反應。那麼，餐後咳嗽是基於什麼原因所起的反應呢？

很有**可能是，餐後殘留於喉嚨的食物殘渣所引起的**。

當吞嚥力降低時，無法順利嚥下的部分食物，有時會殘留在咽部。吞嚥之際，包覆住氣管入口（聲門）的會厭軟骨背面（會厭谷），以及平常關閉的食道入口（梨狀窩），是食物容易堆積的部位（參閱第149頁）。

當食物卡在這些部位時，正常來說會感覺有異，而想透過咳嗽排除或喝水嚥下去。

然而，**當喉嚨敏銳度變遲鈍時，便無法立即察覺到殘渣，經過一段時間後才會引發**

嗆咳現象。會發生嗆咳是因為堆積於會厭谷或梨狀窩的物質，快要掉進氣管所引起的。

隨著年齡增長，不但肌力降低，就連感覺（神經作用）都變得遲鈍。有些人會因為活動身體，或躺下來時的瞬間作用力，而被口中堆積的唾液引發嗆咳狀況。

因此有必要時時提醒自己，例如**用餐結束前以湯汁或茶水作結，訓練吞嚥時會用到的口腔與喉嚨肌肉等**。

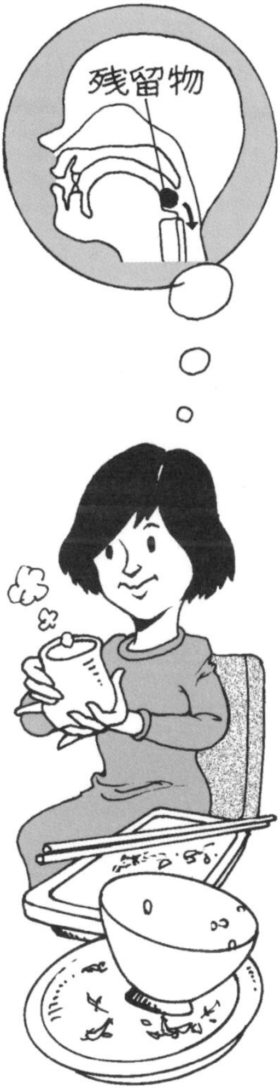

要點⑧ 餐點吃不完的情形變多

地區照護預防教室主要以「預防跌倒」、「營養」、「口腔保健」為主題進行宣導。細想一下便能明白這三大主題有密切的關聯。

能靠自己的雙腿行走而不跌倒，除了透過適度運動留住肌肉外，也必需攝取營養維持身體健康。而且，要確實攝取營養，經由嘴巴進食的機能是絕對必要的。

再者，維持口腔機能需要一定程度的體力。愈趨高齡後，**用餐這項行為本身也是一種經口進食的訓練**。

「吃的量變少了」，長期持續這樣的狀態，營養方面會出現問題。

年輕人若長期食慾不振，不排除是身體或心理層面有問題。若原因不明感到掛心就應盡早就醫。

倘若是「菜色吃起來有難度」導致用餐量減少，**專心吃完一餐也得花30分鐘以上的**

話，就要懷疑進食吞嚥障礙的可能。

上了年紀的長者，「餐點吃不完的情形變多」背後，其實存在著許多因素。首當其衝的，自然是身體或心理方面的因素。除了口腔內乾燥不舒服，或者是便秘腹脹等身體方面的問題外，孤獨感、不滿等心理問題有時也會導致食慾不振。

其次，有些個案是起因於生活習慣。比方說，有些人幾乎不活動身體，運動量不足也就不覺得肚子餓。再加上有些長者會掩人耳目地偷偷吃下被限制的甜食（就個人而言，是希望盡可能不要禁止這種小樂趣……）。

針對需要照護、協助的人士，必需做好用餐環境的配套措施，否則當事人可能會因為身心疲累而喪失想吃的慾望。再者，失智症患者更是需要根據其病況妥善應對。

要點⑨ 體重減輕【1個月減少5％以上，半年減少10％以上】

這個主題也是有關營養的內容，體重變化是很實用的衡量指標，能有效掌握當事人是否有確實進食。因進食吞嚥障礙導致用餐量減少，體重快速下降時就必需加以注意。

體重既可作為健康狀態的指標，那麼，體重減輕多少程度才算有問題呢？

一般而言，個人體重**比標準體重還少20％以上時**，就會被判定為**病態「過瘦」**。換算成BMI（身體質量指數），女性21、男性22相當於標準體重。

BMI的計算方式為，體重（公斤）除以身高（公尺）的平方。若只想看標準體重，則是身高（公尺）乘以身高（公尺），女性再乘21、男性則乘22即可求出。

假設身高150公分的女性，「1.5（公尺）×1.5（公尺）×21」，等於47.25公斤。若減少20％，「大概低於38公斤就該當心」。

明明沒在減肥，但**一個月內體重卻減少了5％，半年內減少了10％以上，體重掉得過於明顯時就該注意。**

疑似進食吞嚥障礙所引起的體重減輕，基本上與身體健康沒在減肥的情況不同。有鑑於此，多摩立川衛生所的進食吞嚥機能檢查表，便明確指出「一個月內體重減少5％，半年內減少10％以上時」就得留意。體重減輕與肌力降低的運動障礙症候群（LOCOMO）或肌肉減少症（肌少症）也有很深的關係。運動障礙症候群與肌肉減少症，另有個別的診斷基準，有興趣的讀者不妨另作查詢。

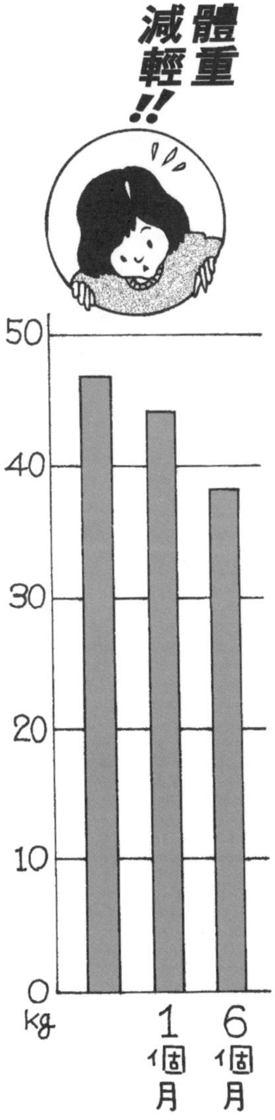

進食&吞嚥健康度檢查

是否覺得吃東西有困難呢？
若符合其中任何一個症狀的話
就必需懷疑「進食吞嚥機能」障礙的可能性！

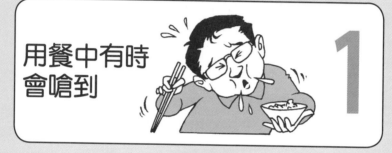

用餐中有時會嗆到

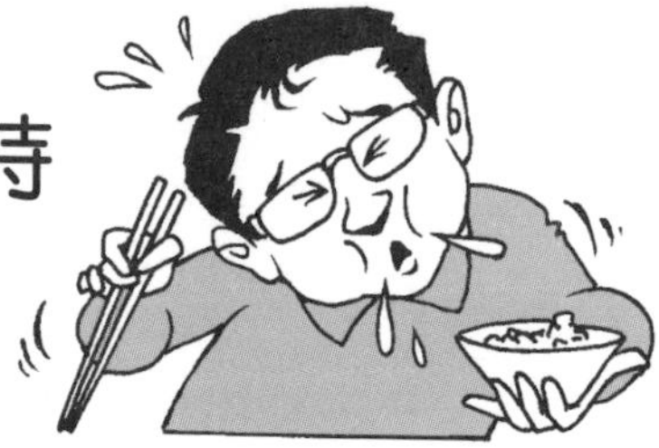

1

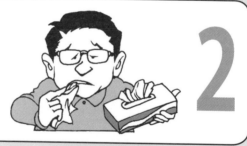

唾液堆積在口中

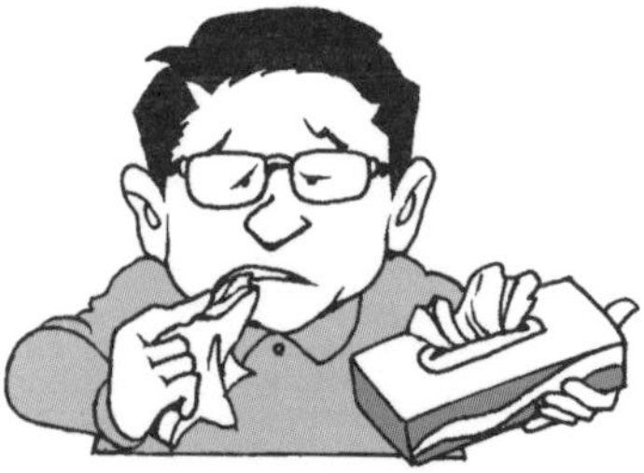

2

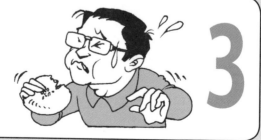

吞嚥有時很費力

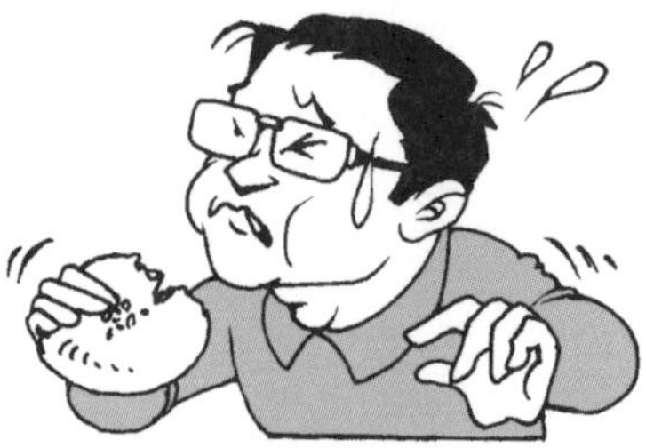

3

硬的東西
咬不太動

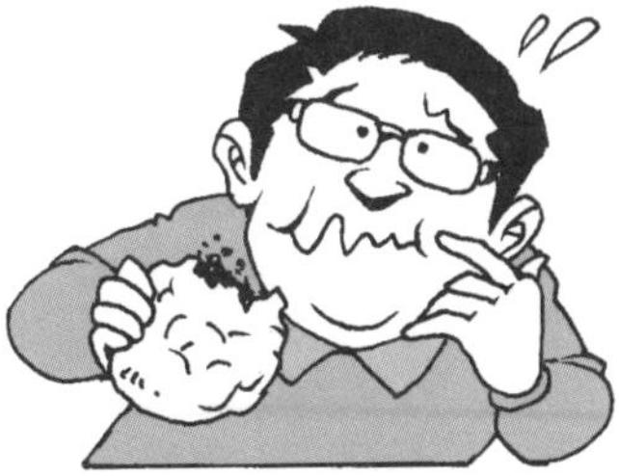

4

舌頭表面
有一層
白色苔狀物

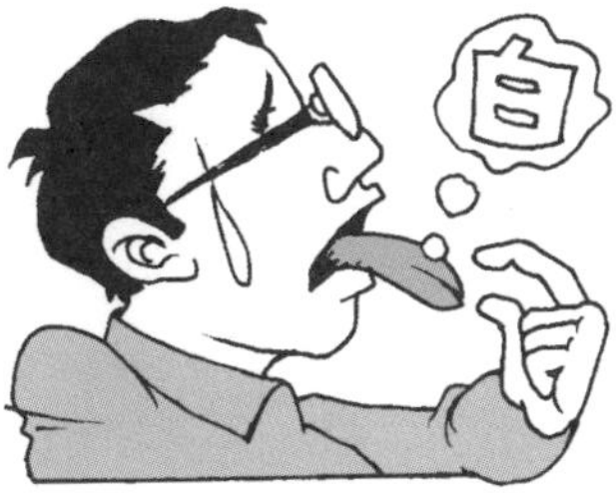

5

聲音變得
沙啞、
有氣音

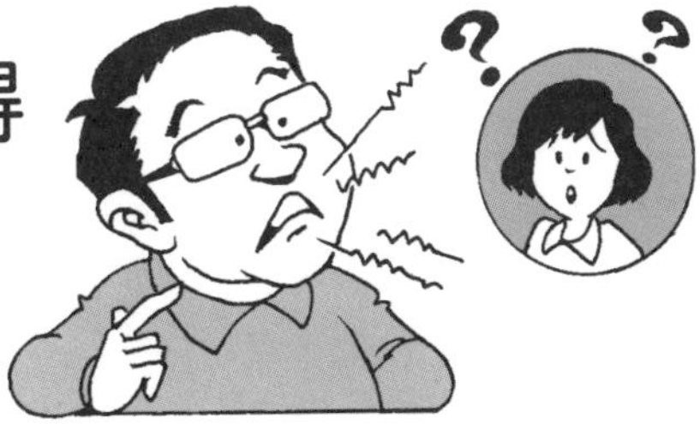

6

變得動不動
就咳嗽

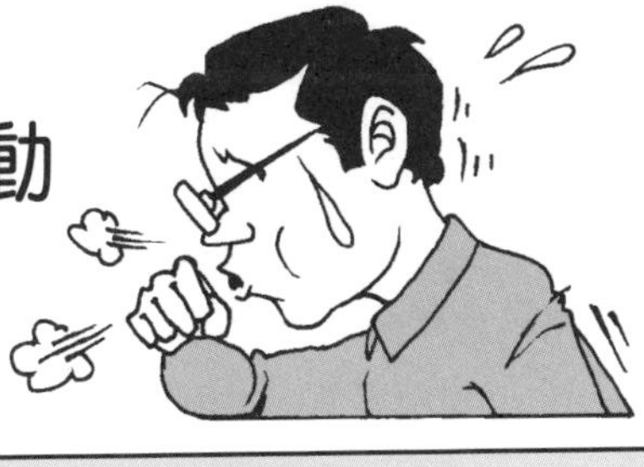

7

8 餐點常常吃不完

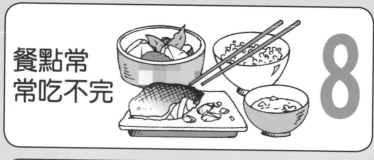

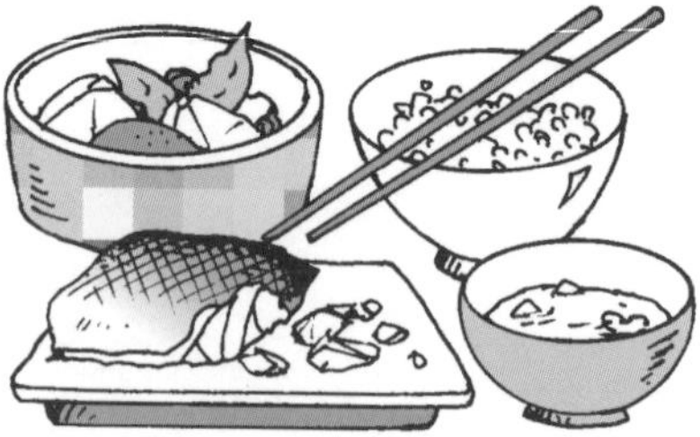

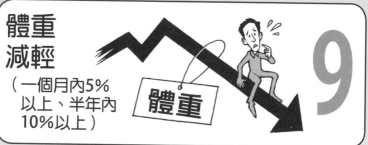

9 體重減輕
（一個月內5%以上、半年內10%以上）

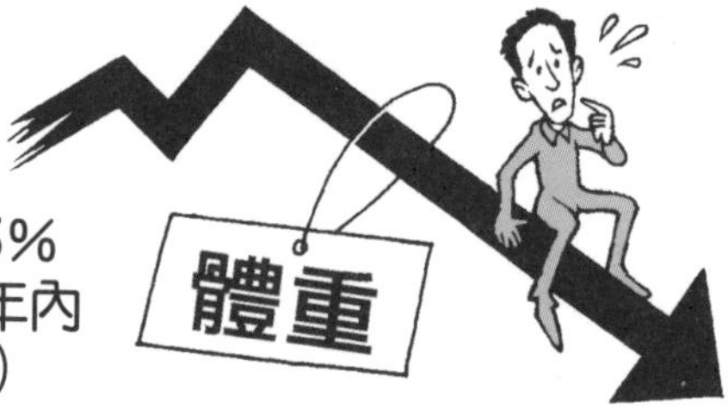

◉這些症狀除了進食吞嚥障礙以外，
有時與其他疾病也有關係。
若有疑慮，請洽詢主治醫師或專家。

（摘錄自東京都多摩立川衛生所「進食、吞嚥障礙檢查表」）
（編輯：東京都多摩立川衛生所 地區進食機能協助聯絡會、監修：日本牙科大學附屬醫院口腔照護復健中心 執行長 菊谷武教授）

3

●從今日起身體力行！

簡單「健康操」不論口腔還是喉嚨皆常保活力！

何時刷牙最有效果？——可怕的牙周病菌

各位讀者都在什麼時候刷牙呢。是早上起床時嗎，還是晚上入睡前呢。有些人則是每次用完餐後就會刷牙。

如果一天只能刷一次牙的話，何時才是最佳時機呢？

我想應該有很多讀者知道答案，那就是「**晚上，入睡前**」。在我們大約8小時的晚間睡眠時間，是口腔細菌一天當中最容易繁殖的時段。睡前刷牙可將細菌的數量降到最低。

口腔細菌中最會製造問題的，就是**種下牙周病根的牙周病菌**。

如大家所知，牙周病是引起牙齦發炎，最終導致牙齒脫落的疾病。

牙齒會變鬆動，是因為位於根部的牙骨（齒槽骨）被牙周病菌溶解的緣故。牙周病可是很難纏的。

這個細菌具有討厭空氣的性質（厭氧性），當它在口中繁殖時，就會不斷逃往沒有空氣存在的牙齦深處。而且還會進到血管中。

在它所停留的地方發生感染時會造成各種破壞，如同牙齦遭到毀滅一般。**它會引起發炎成為疾病的原因、導致糖尿病等文明病惡化**等。

牙周病所引發的疾病最廣為人知的就是**動脈硬化與心臟病**。當牙周病菌到達心臟動脈時，會促進造成血管狹窄的堆積物（動脈粥狀硬化）形成，加速動脈硬化，增加狹心症與心肌梗塞的風險。

若對牙周病置之不理，據稱罹患心臟病的風險將會上升15～24％。

除此之外，牙周病也是「糖尿病的併發症」。有報告指出，糖尿病患容易得到牙周病；牙周病患的血糖值容易升高。

為維護全身的健康，睡前刷牙是很重要的。

刷牙、漱口是一種訓練——與預防誤嚥息息相關

為何訓練篇會從「刷牙」開始談起呢，這是因為每天的刷牙與漱口行為，與進食能力有很深的關係。如同先前所述，刷牙能夠預防牙周病，守護全身的健康。不只如此，**隨著年齡增加而吞嚥機能降低的時候，口腔內增生的細菌也是造成誤嚥性肺炎的一大原因**。

認為刷牙的目的只是「讓牙齒潔白好看」的讀者，請將觀點擴大為「進行整體清潔的口腔保健」。

刷牙還具有按摩與伸展口腔的效果。

刷牙時不該粗魯地摩擦牙齒，**為了促進牙齦血液循環，請以輕柔按摩的方式**仔細刷洗。失去牙齒而使用假牙的人，為了按摩牙齦也請務必刷牙。

如此一來，口腔內受到刺激會不斷分泌唾液。因為刷牙而分泌旺盛的唾液，除了具有促進牙齒再礦化的作用外，還具備維持口腔衛生的抗菌力。

接下來，刷完牙後，最後一定要「**咕嚕咕嚕漱口**」。其實這個漱口的動作，必需緊閉雙唇，**能活動咀嚼時所需用到的臉頰肌肉，達到運動效果**。

上一篇談到「一天當中最重要的刷牙時間點是晚上入睡前」。這點當然希望大家不要忘記身體力行，但從預防誤嚥的角度出發，還有一個刷牙的好時機。

那就是「用餐前」。再次強調不是用餐後，而是用餐前。開始用餐前先刷牙時，唾液的分泌量會增加，還能適度地活動口腔，咀嚼與吞嚥都會變得順暢。這是「**以刷牙作為餐前準備運動**」的觀念。

另外，用餐前活動身體，也同樣具有幫助吞嚥順暢的效果。

很多照護機構在餐前會帶領入住者做「吞嚥健康操」等一連串的運動。身體健康沒有任何問題的讀者，以不累為原則選幾個健康操來做，便能成為用餐前的準備運動。

餐前運動①

頸部、肩部伸展

如同刷牙、漱口或口腔健康操一樣，用餐前稍微活動一下身體，便能成為預防誤嚥的餐前準備運動。

尤其是與吞嚥密切相關的頸部、肩部以及嘴巴周邊的肌肉。伸展這些部位的肌肉，能夠更順暢地進食。

餐前運動坐在椅子上或站著做都無所謂。

❶頸部伸展

吞嚥時會用到的肌肉都集中在頸部。舒緩頸部有助於吞嚥。

讓我們一起來前後、左右緩緩活動頭部，**以舒服延伸頸部的方式達到伸展效果。**

首先，頭部緩緩往左。身體放輕鬆，慢慢伸展脖子4～5秒。接下來，同樣的做法，頭部緩緩向右並伸展脖子。

完成上一個動作後，再緩緩往前低頭，伸展脖子後側。

最後則是頭部緩緩向後仰，「呼～」舒服地伸展脖子前側。

若覺得這樣還不夠的話，不妨加上頭部左右慢轉，以及緩緩轉動脖子的運動。

❷肩部伸展

吞嚥需與呼吸做迅速切換才能進行。另外，當食物即將進入氣管時，必需具備防止誤嚥的咳嗽能力。

呼吸相關肌肉所產生的作用，對順暢吞嚥是不可或缺的。**舒緩僵硬的肩部後，呼吸與吞嚥都會變得輕鬆**。

首先，手臂垂放身側，緩緩將肩膀往上舉，再迅速放下，並持續做幾次。這對高齡者來說也是很容易做到的動作。試著做3～5次即可。

接下來，肩膀能活動自如的人，一起高舉手臂做「深呼吸」。

緩緩舉起雙手做出萬歲的姿勢，再緩緩放回身體兩側。大概做個2～3次即可。

因為運動不足等原因變得有些駝背的人，透過深呼吸能打開胸腔。大動作使用手臂延展肩膀時，胸部的肌肉得以伸展，姿勢也會變好。

❷肩部伸展

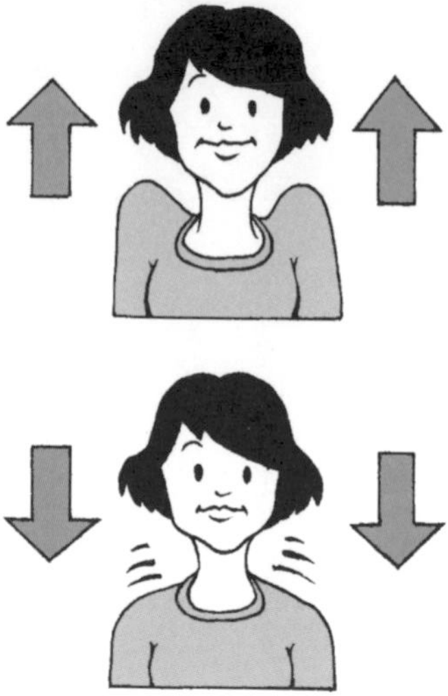

緩緩抬起雙肩，一鼓作氣地迅速放下。做3～5次。

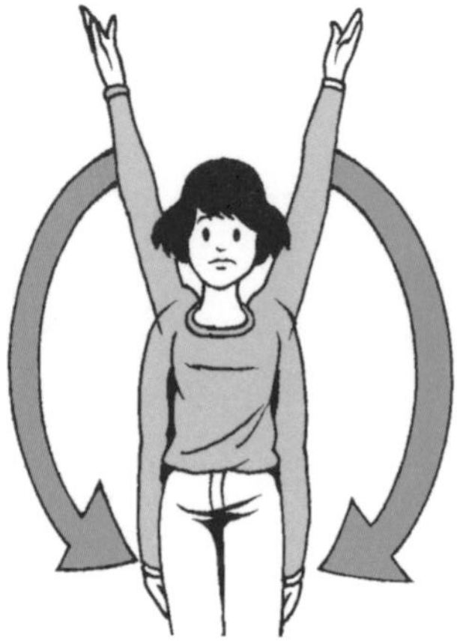

緩緩舉起雙手做出萬歲的姿勢，再緩緩放回身體兩側。做2～3次。

❶頸部伸展

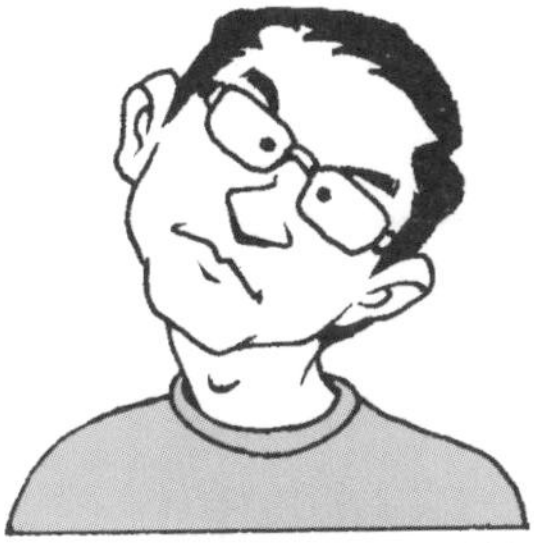
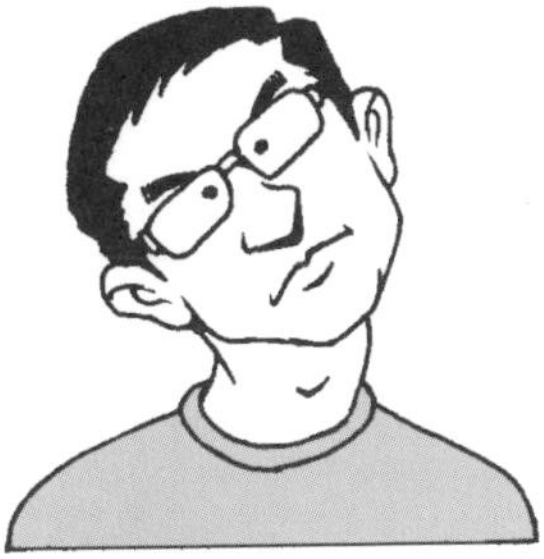

頭往左傾／往右傾，伸展脖子。
每個動作大約4～5秒，慢慢來。

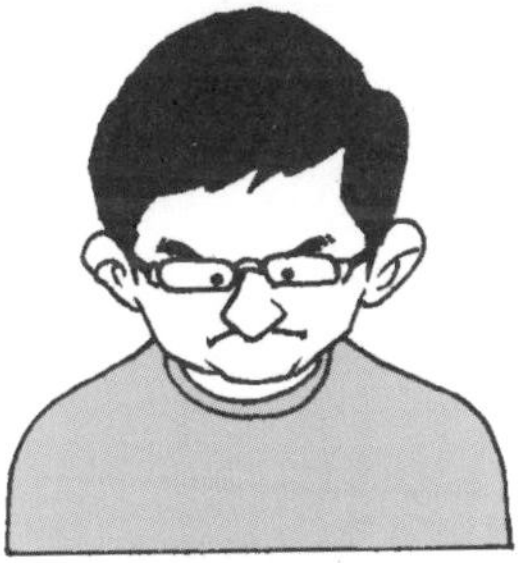
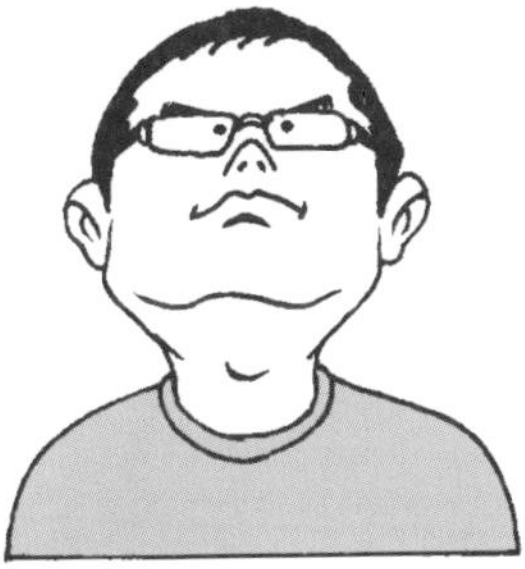

頭往前傾／往後仰，伸展脖子。
每個動作大約4～5秒，慢慢來。

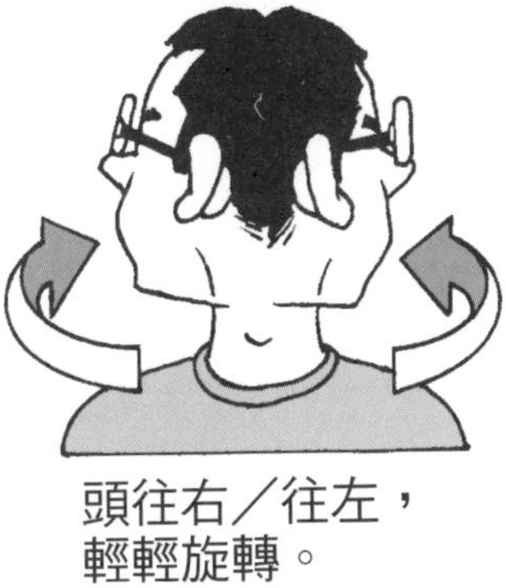

頭往右／往左，
輕輕旋轉。

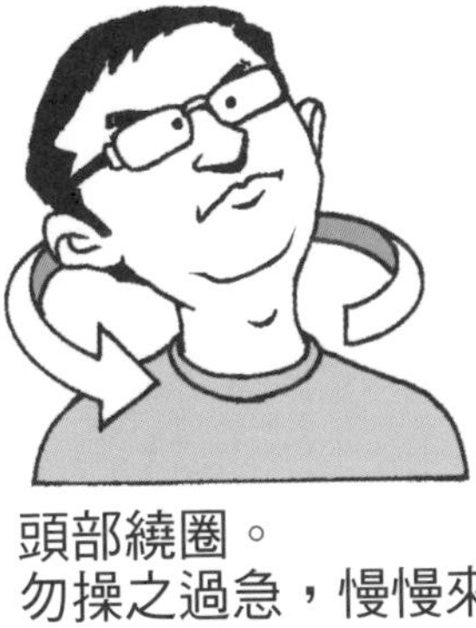

頭部繞圈。
勿操之過急，慢慢來。

餐前運動②　嘴唇、臉頰、舌頭伸展

嘴巴周圍有許多比較細微的肌肉。這些纖細的肌肉可保持咀嚼、吞嚥這樣的精密作業流暢運作，也建構出溝通時不可或缺的言語或表情。

伸展嘴巴周圍的肌肉，保持柔軟度，能讓進食或說話等行為更順暢，還有助於維持豐富的表情，予人充滿魅力的印象。

嘴巴周圍的肌肉，概稱為口周肌肉，所以這個伸展操也被稱作「**口周肌肉伸展**」。

❶雙唇伸展——以拇指與食指左右夾攻嘴唇。先上唇後下唇，依序由正中央、左、右各三處做起。**夾取的力道會讓嘴唇自然伸展，血液循環變好，也能提升柔軟度**。只要做2～3次便已足夠。

接下來，不需要使用手指，嘴巴縮小嘟起雙唇發出「嗚～」，拉開嘴巴發出「咿～」來延展嘴唇，也能有效達到伸展目的。

❶嘴唇伸展

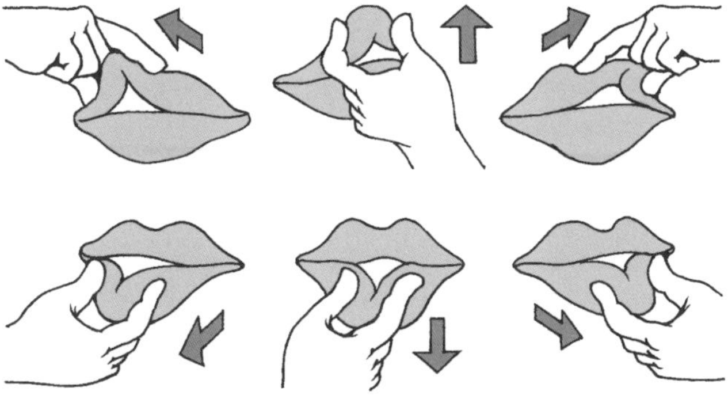

從正中央、右側、左側夾起上唇。
下唇比照同樣做法。各做2～3次。

❷臉頰伸展

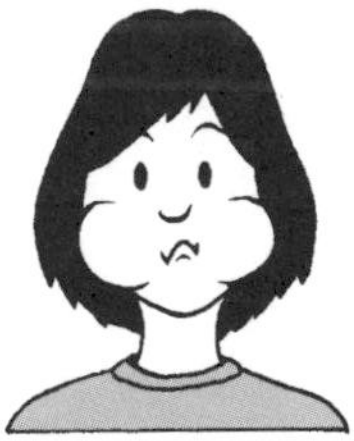

同時鼓起雙頰。
交替鼓起單側臉頰。

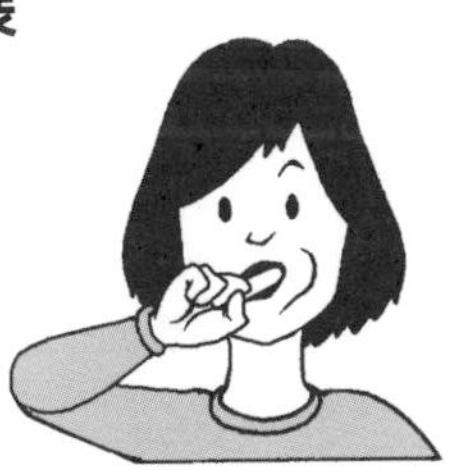

利用手指從口腔內側
將臉頰往外推。

❸舌頭伸展

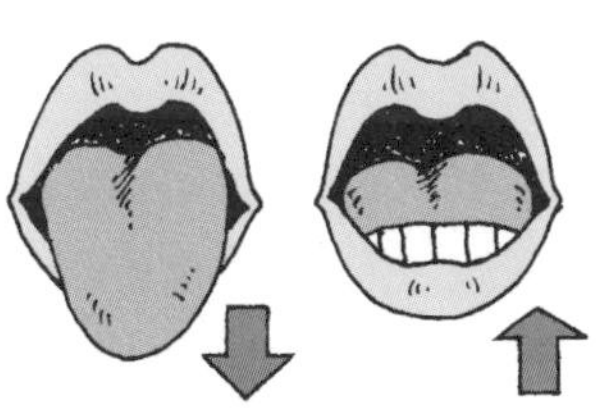

反覆將舌頭往外伸出，
向後縮回。

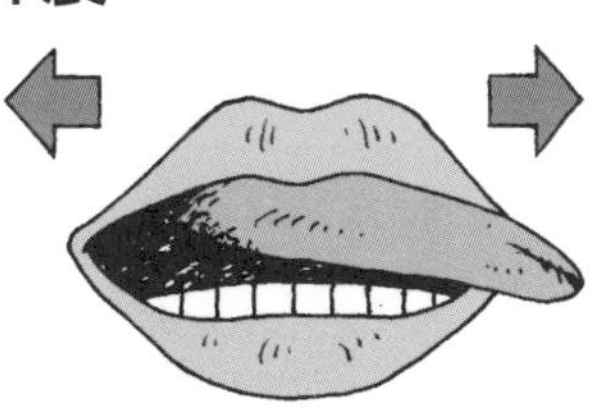

舌頭向右伸出，
向左伸出。

展。

❷臉頰伸展——就像在逗小孩玩般，同時鼓起雙頰後，交替鼓起單側臉頰進行伸展。

還有一個運動，洗手後將手指放入口中，邊滑動手指邊將臉頰向外推。

❸舌頭伸展——舌頭在咀嚼、吞嚥以及發聲方面是很重要的器官。必需積極地活動舌頭，使其活動自如。

首先，從一般的吞嚥健康操所採用的「舌頭操」開始做起。

反覆將舌頭往外伸出，向後縮回，進行伸展。

完成後，再往左、往右交互伸展舌頭。做起來就像舌頭輪流舔向左右兩側的嘴角。

舌頭的活動力是十分重要的，無法順利完成動作的人，可請身邊的人幫忙用乾淨的紗布包住舌頭，輕輕地做伸展，也可達到預防誤嚥的效果。

變得容易口渴時請做 唾液腺按摩

愈發高齡後唾液的分泌減少，口中容易變得乾燥的人也愈多。另外，有些患者則是因為服用藥物的影響，導致唾液難以產生。

想要好好品嘗餐點，**唾液是不可或缺的，當唾液不足導致口中乾燥時，也是造成細菌繁殖或口臭的原因**。有此困擾的讀者，在用餐前一起來做促進唾液分泌的「唾液腺按摩」吧。

唾液腺為數眾多，主要分布於臉頰與下巴前後三處（左右各一對）。這些點所分泌的唾液，會湧向舌頭內側，以及下排前牙後方附近。

位於臉頰的是耳下腺、位於下巴偏後側的則是頷下腺、偏前側的則是舌下腺。針對這三處分別給予刺激。透過手指給予刺激的次數，大概5～10次即可。

❶耳下腺按摩

首先，請將食指至小指的四隻指腹輕放於左右臉頰。耳下腺位於上排臼齒附近。接下來，請以略為包覆臉頰的手勢，往前（車子往前開時輪胎的旋轉方向）畫圓，輕柔按摩耳下腺。

❷頷下腺按摩

觸摸下巴左右側，應該可以感覺到骨頭的「邊緣」。頷下腺就位在骨頭邊緣下方的柔軟處。

請將指腹輕放於此，從下巴後方的骨角（下顎角）緩緩往前輕按直到下巴前端。

❸舌下腺按摩

舌下腺位於下巴前側的位置。下巴正面朝下時沿著骨頭觸摸，應該可以感覺到骨頭後方有塊柔軟的地方，那就是唾液腺分布的位置。

雙手拇指指腹貼放於下巴正下方，輕柔地由下往上推，緩緩施加力道進行按摩。

❶耳下腺按摩

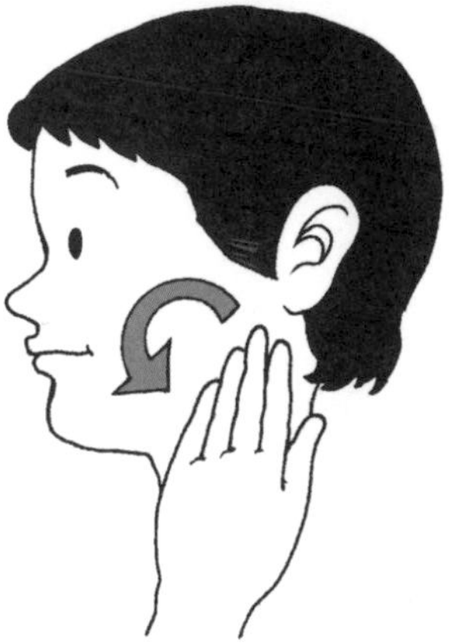

雙手指腹貼放上排臼齒附近，往前轉動。

❷頜下腺按摩

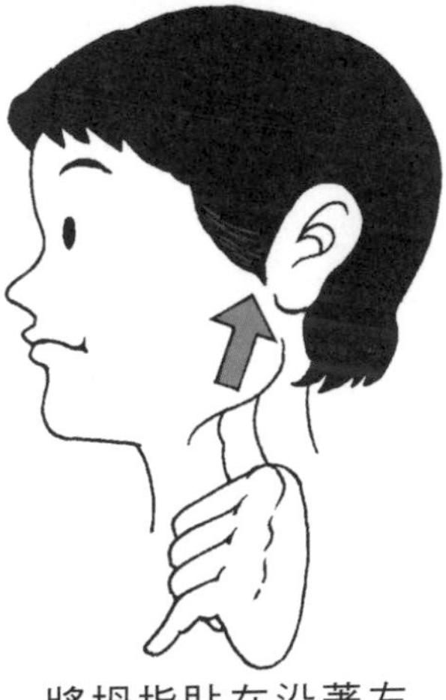

將拇指貼在沿著左右下顎骨分布的柔軟處，進行按摩。

❸舌下腺按摩

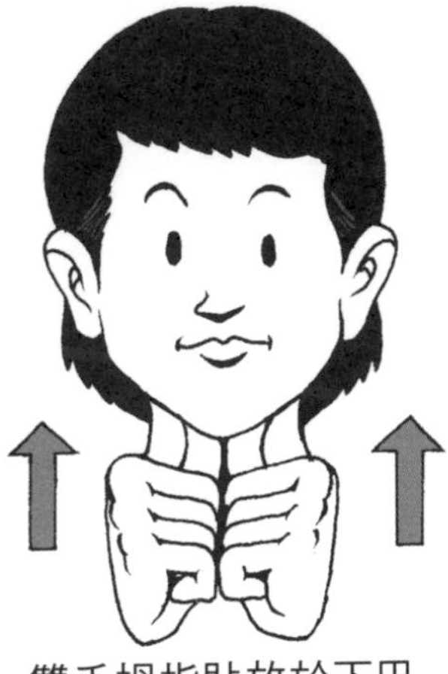

雙手拇指貼放於下巴前端的柔軟處，輕輕往上按壓。

發聲訓練① PA、TA、KA、RA健口操

PA、TA、KA、RA指的是，反覆發出「PA」、「TA」、「KA」、「RA」這四個音節，針對舌頭與嘴唇進行訓練。

作法很簡單，盡可能清楚又快速地，

「PAPAPAPAPA……！」

「TATATATATA……！」

「KAKAKAKAKA……！」

「RARARARARA……！」

反覆發出這幾個音節。

雖然光是說話聊天，就能成為訓練口腔進食肌肉的運動，不過「PA」、「TA」、「KA」、「RA」這幾個發音，**在訓練進食吞嚥所用到的肌肉上具有特別的意義**。

記住接下來所說明的效果，再確實進行發音時會更事半功倍。

「PA」音節所代表的意義是，鍛鍊掌管嘴巴開合的嘴唇肌肉。

這個音節必需迅速開合雙唇才能發音。所以，反覆發出「PAPAPAPAPA……！」就能訓練嘴唇肌肉。

嘴唇具有將食物納入口中，以及闔上嘴巴避免咀嚼時食物從口中掉落的功能。鍛鍊嘴唇，吃東西時就不會邊吃邊掉。

「TA」音節所代表的意義是，讓舌頭在開始吞嚥時的動作能保持流暢。

當我們嚥下食物時，會將舌頭牢牢抵住上排牙齦後方。「TA」這個音節必需利用舌尖觸碰上排牙齦才有辦法發音，所以反覆發出「TATATATATA……！」時，便能有效鍛鍊舌頭的活動力。

「KA」音節，具有鍛鍊喉嚨，幫助吞嚥變順暢的意義。

請試著用力發出「KA！」後，靜止不動。此時喉嚨應該是充滿張力，而難以吸氣的。

嚥下食物時，喉嚨在呼吸與吞嚥之間的動作切換是很重要的。反覆發出「KAKAKAKAKA……！」時，就能訓練到喉嚨，幫助吞嚥變順暢。

「RA」音節所代表的意義是，活化舌頭將食物從口中運到喉嚨的動作。仔細咀嚼食物並送到喉嚨必需要有舌頭的配合。「RA」這個音節需將舌頭抵住上排門牙後側才有辦法發音，此時要靠舌頭產生靈活的反應。反覆發出「RARARARA……！」時，舌頭的靈活度會變好。

PA、TA、KA、RA健口操

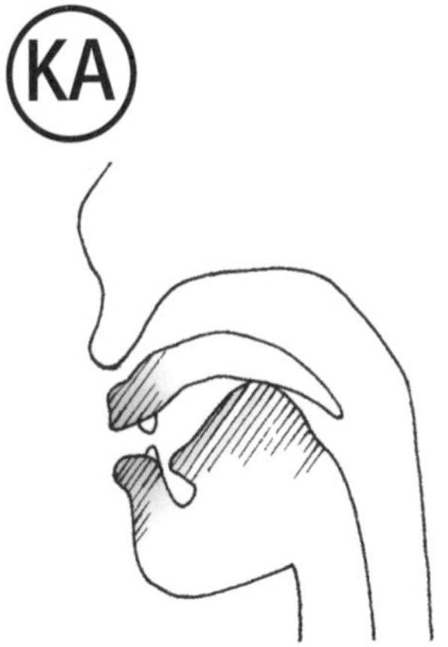

做的時候記得喉嚨要充滿力道，
發出「KA KA KA KA ⋯⋯」。

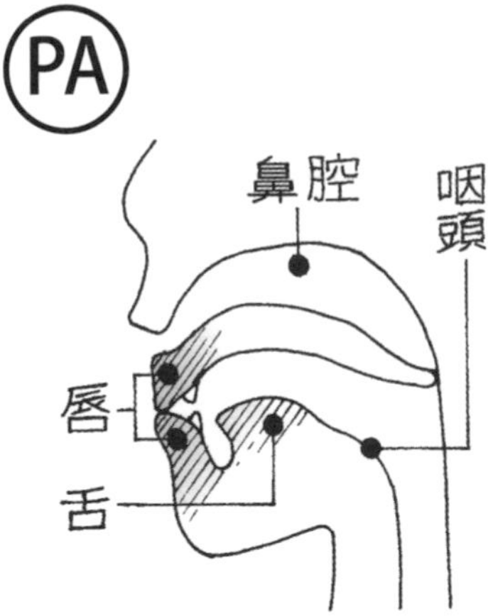

嘴唇迅速開合，
發出「PA PA PA PA ⋯⋯」。

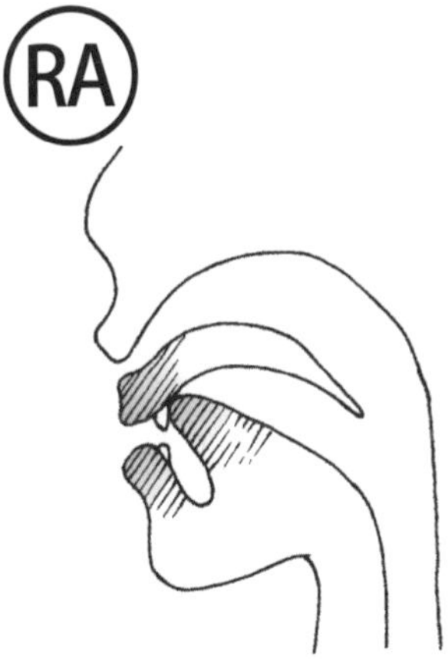

舌尖彷彿敲打上排門牙後側般，
發出「RA RA RA RA ⋯⋯」。

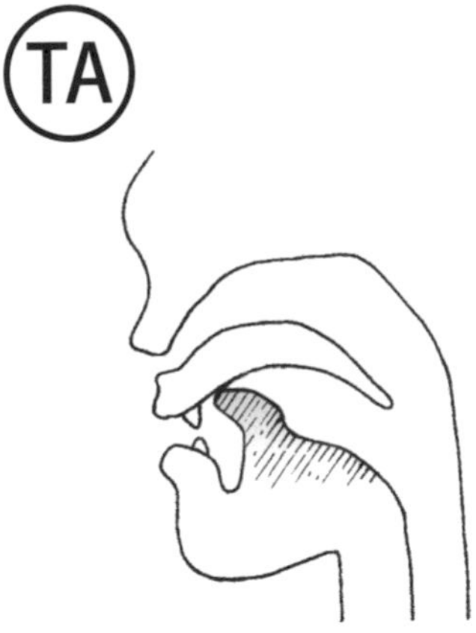

舌尖觸碰上排牙齦，發出
「TA TA TA TA T⋯⋯」。

發聲訓練② A、I、U、BE健口操

促進口腔動作順暢的發聲練習還有A、I、U、BE（譯註，音同：啊、咿、嗚、唄）健口操。

這個健口操是由福岡市「MIRAI診所」的開業醫師，今井一彰先生所提倡的，用於**治療有害健康的以口呼吸習慣，順利恢復回原本以鼻呼吸的方式**。

這個健口操是按照「A、I、U、BE、A、I、U、BE……」的順序，緩緩反覆發出「A～」、「I～」、「U～」音節來訓練嘴巴動作，以及伸出舌頭發出「BE」這個音節。

專注並確實地做出這些嘴巴動作，**能伸展開合嘴巴的嘴唇肌肉**（口輪匝肌）、**咀嚼東西的雙頰肌肉**（咀嚼肌）、**以及舌頭的肌肉**，舌肌。

發出「A～」時，就像照鏡子觀察喉嚨深處般，嘴巴盡可能縱向大幅張開。

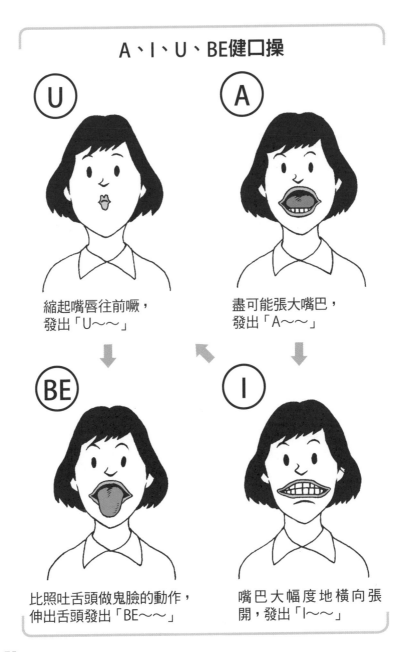

A、I、U、BE健口操

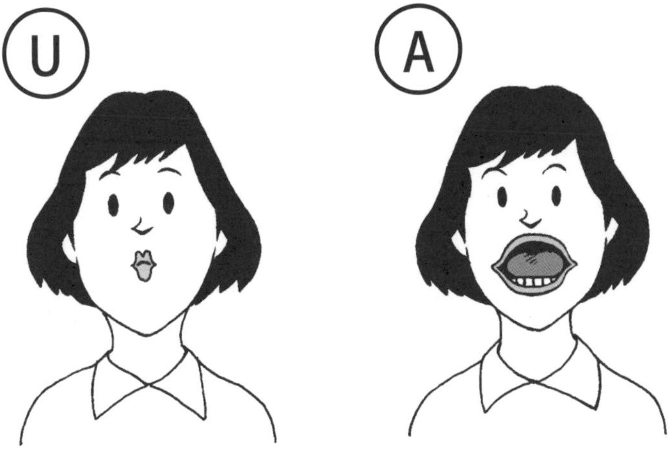

縮起嘴唇往前噘，
發出「U～～」

盡可能張大嘴巴，
發出「A～～」

比照吐舌頭做鬼臉的動作，
伸出舌頭發出「BE～～」

嘴巴大幅度地橫向張
開，發出「I～～」

發出「I～」時，就像照鏡子檢查正面的牙齒般，嘴巴大幅地橫向張開。

確實做到這些口部動作時，嘴巴周圍的許多肌肉會跟著用力，脖子上的筋膜也會浮現。

發出「U～」時，縮起嘴唇，一股腦地往前噘。這個動作也是愈大幅度，愈能同時運用到嘴唇與嘴巴周圍的許多肌肉。

「BE」則是比照舔下巴的動作，盡可能伸長舌頭。

「A、I、U、BE 健口操」的**重點在於，比平常更大幅度地活動嘴巴**。尤其能鍛鍊到嘴唇周圍的肌肉，幫助**嘴巴確實闔上**。

人類的呼吸方式原本是以鼻呼吸，然而，近年來嘴巴不自主張開以口呼吸的人逐漸增加。以口呼吸時，口中會變得乾燥，不但不利於咀嚼與吞嚥，也容易感冒。

鍛鍊嘴唇能養成以鼻呼吸的習慣，不但能提升免疫力，表情也會神采奕奕，具有美顏效果。

提升呼吸能力的**吹氣健口操**

再三強調，「呼吸能力」在安全完成吞嚥上也是非常重要的。

應該有些讀者曾看過相關的新聞報導，舉凡「吹箭」或「聲控相撲」等，能夠在遊戲的同時訓練呼吸的休閒活動，近年來人氣逐漸攀升。實際參與活動的民眾也表示「好玩到不覺得累」。

若所居住的地區有舉辦類似體育活動的話，不妨前往一探究竟。

回到主題，被廣為採納的**呼吸復健法，是以吸管吹拂杯中水的「吹氣」**法。做法如下。

⑴準備杯子與吸管，杯中裝入以吸管吹氣冒泡也不會溢出的水量。

⑵吸管放入杯中後，做幾次深呼吸熱身。調整好呼吸狀態後，大力吸氣。

⑶含著杯中的吸管，盡可能慢慢吹氣。目標是盡量拉長杯中的冒泡狀態。

⑷完全吹完氣後，放開吸管，做深呼吸調整氣息。

吹氣運動反覆多做幾次會更有效果。

無法順利吹出泡泡的人，可以試著捏住鼻子看看。這樣空氣無法從鼻腔流走，便能用力吹氣（抓到訣竅後，逐漸練會不用捏鼻子也能吹出泡泡的技巧）。

持續進行吹氣運動能**增加肺活量，鍛鍊呼吸能力。另外，也能訓練到含住吸管的嘴唇，以及吹吸管的臉頰肌肉**。

但有一點要請各位讀者注意，過度訓練時，可能會因為換氣過度以致呼吸困難。吐出過量的二氧化碳時就會引發換氣過度。

雖說反覆多做幾次更見成效，但請不要拚過頭（其他各項訓練運動亦然）。

吹氣健口操

做幾次深呼吸當作熱身操。調整好呼吸狀態後，大力吸氣。

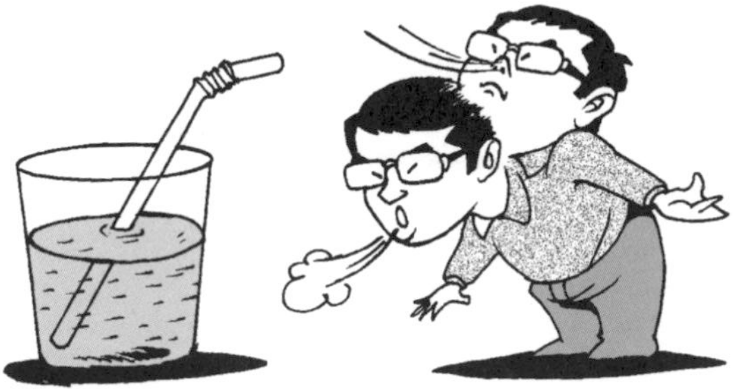

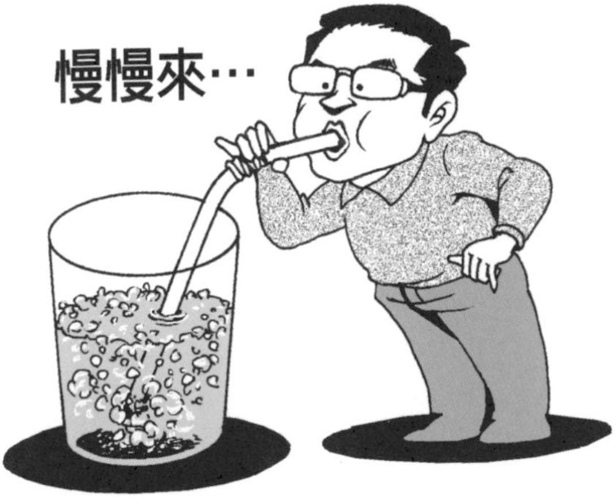

慢慢對著吸管吹氣，讓杯中水冒泡泡。

完全吹完氣後便可結束。深呼吸調整氣息。

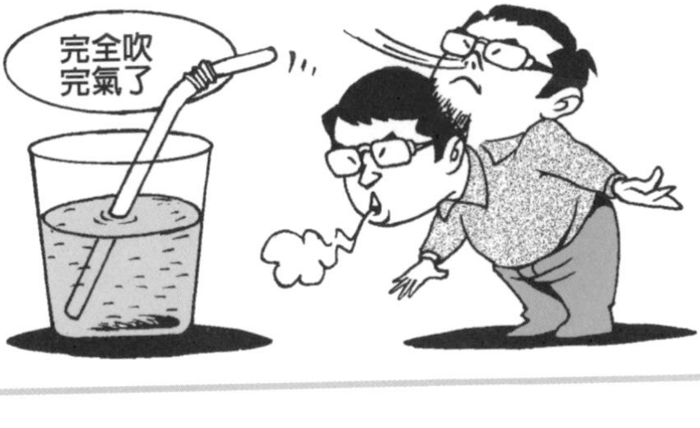

聲音逐漸變沙啞時請做**推、拉健身操**

生病體力下降時，無法強力吐氣所以聲音會變得有氣無力。其實聲音的狀態也與呼吸機能有著密切的關係。

當吞嚥機能衰退，水分容易進入氣管時，聲音就會變得混濁不清。出現這種現象的人，很多都是**氣管入口的聲門沒有確實關閉**的緣故。這也是過度使用喉嚨時聲音會變沙啞的原因（並非聲音沙啞就會誤嚥的意思）。

覺得喉嚨卡卡不清爽的讀者，建議可做「**推、拉訓練**」。這是利用摒息時喉嚨會用力這項特性所進行的訓練。

「推、拉訓練」的「推」顧名思義就是用力推；「拉」則是往上拉。這二個運動可以分別進行，也可以接連著做，或者是因時因地制宜只選一個做也無所謂。

推法訓練是在大聲呼喊的同時，用力往前推的方法。拉法訓練則是在大聲呼喊的同時，使盡全力往上拉的方法。

這二項運動的效果在於，**強化關閉聲門所需用到的喉嚨力量**。

❶推法訓練

推法訓練最方便的輔具就是堅固的牆壁。站在牆壁前，用力推牆壁的同時大聲喊出「耶！」。

使勁大喊，瞬間停止呼吸時，聲門會迅速關閉。

❷拉法訓練

拉法訓練最普遍的做法是，坐在椅上往上拉抬就座的椅面。將雙手放在椅面左右兩側，向上拉的同時發出「耶！」。

此方法與推法訓練具有同樣的效果。

這個推、拉訓練，也很適合用來鍛鍊全身的力量。

我們吞嚥食物時，舉凡舌頭、口腔以及喉嚨的肌肉都需要總動員。然而，吞嚥要順暢所需的其實不只是口腔與喉嚨的肌肉而已。

我們研究室所進行的調查發現，**在咕嘟吞嚥的瞬間**，可觀測到**全身各處的肌肉彼此呼應連結的反應**。

用餐時，除了動口與動手外，正確的姿勢也很重要。之所以呼籲用餐時腳要著地，是因為維持接觸地面的姿勢，同時具有能透過下半身肌肉輔助吞嚥的意義。

推、拉健身操

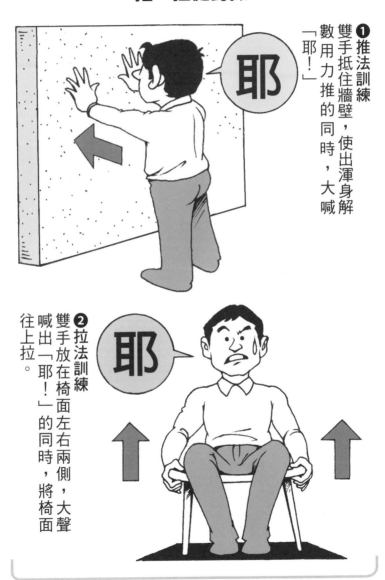

❶推法訓練

雙手抵住牆壁，使出渾身解數用力推的同時，大喊「耶！」

❷拉法訓練

雙手放在椅面左右兩側，大聲喊出「耶！」的同時，將椅面往上拉。

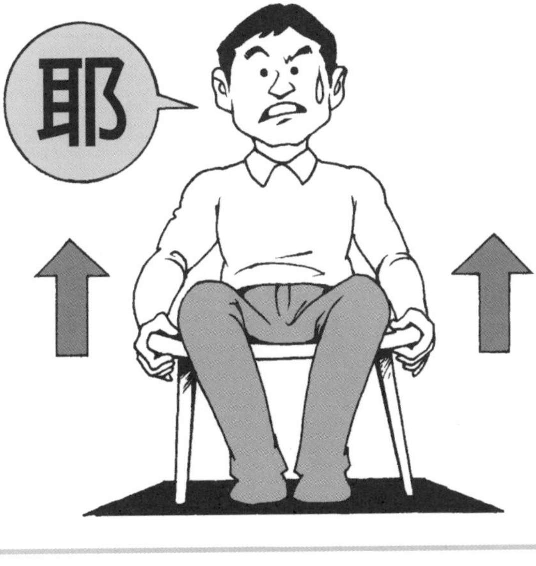

變得容易嗆到時① **吞嚥額頭健口操**

吞嚥障礙也有各式各樣的型態。其中，隨著年齡顯著增加的類型就是「動不動就嗆到」。

相信有些讀者也是心有戚戚焉吧。

嗆到主要是因為**嚥下時的吞嚥反射變得遲鈍**所引起的。

另外，會出現這種狀況的人，由於喉嚨肌力日漸降低，**也可觀察到食道未充分打開的現象**。食物無法順利進入食道，才會差點誤入氣管而引起哽嗆。

因此，鍛鍊喉嚨的肌肉，有助於解決容易嗆到的問題。甚至能鍛鍊出不易誤嚥的喉嚨。

方法就是一般吞嚥健口操也有採納的「**吞嚥額頭健口操**」這個肌肉訓練。做法很簡單，手掌貼住額頭，透過喉嚨的力量來推壓。

首先，請將單手手掌貼放於額頭。利用手掌根部會比較好做。接下來，頭部用力推

吞嚥額頭健口操

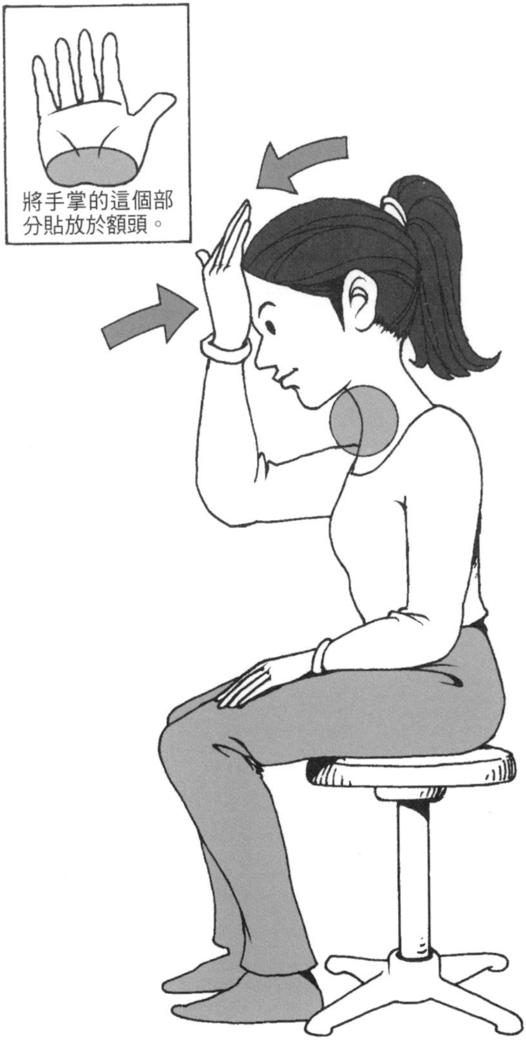

將手掌下半部貼放於「額頭」。利用頭部的力量推壓手掌，手掌也不服輸地用力抗衡。注意將力道集中於喉嚨前方，進行5秒，做2～3次。

壓手掌，手掌則要抵抗這股力道，讓頭部維持在同樣的位置。

如此一來，應該可以感受到**喉嚨前方（胸前）會迅速凝聚力氣**。一下子操之過急可能會傷了肌肉，所以剛開始做時請多留意，一次的時間大約5秒，做2～3次。習慣後再增加次數。

當我們嚥下食物時，喉結（甲狀軟骨）會瞬間往上提，名為會厭軟骨的部位就會蓋住氣管入口。

這一連串的動作所不可或缺的，就是拉抬喉結的肌肉。具體而言，此肌肉隸屬於分布在下巴到喉嚨這塊名為「舌骨上肌群」的一部分。

訓練這些肌肉，能夠讓**呼吸道易於關閉**，**食道入口容易大幅張開**。食物的流通變順暢，殘渣也不易留在喉嚨裡，可望達到減少吞嚥後發生誤嚥的效果。

變得容易嗆到時②

下巴拉抬操

接續上一篇主題，喉嚨的肌肉訓練方式還有**「下巴拉抬操」**。這也是簡單易做的健口操。

首先，將雙手手掌根部（接近手腕的部分）貼放於下巴。

接下來，雙手施力將下巴抬起，與此同時，頭部朝下，透過喉嚨的肌力回壓手掌。雙手與下巴彼此互壓，頭部保持朝下的狀態。同樣一次進行5秒左右，先從2～3次開始做起。

這個運動的目的並非拉抬下巴。**試圖拉起下巴的雙手力道，以及喉嚨使力回壓才是重點所在。**

與「吞嚥額頭健康操」一樣能強化舌骨上肌群，**使呼吸道易於關閉，食道入口容易大幅張開，有助於鍛鍊出不易誤嚥的喉嚨。**

下巴拉抬操

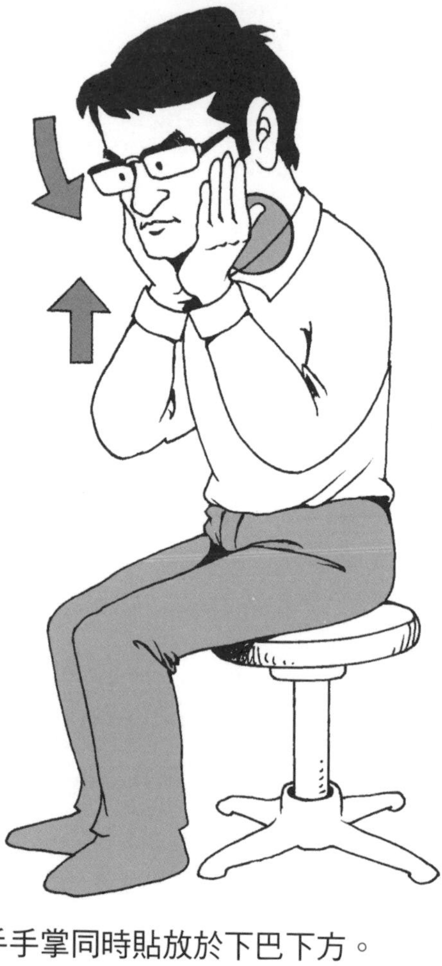

雙手手掌同時貼放於下巴下方。
頭朝下並用力，手掌也不服輸地使力抵抗。注意喉嚨要使力，一次進行5秒左右，做2～3次。

變得容易嗆到時③ 謝克氏運動

接下來要介紹的是，鍛鍊喉嚨肌肉讓食物易於通過食道的訓練法。仰躺後抬頭的「頭部上舉訓練」，一般稱之為「**謝克氏運動**」。

此訓練與吞嚥額頭健康操、下巴拉抬運動一樣，建議容易嗆到的人來做。

謝克氏運動可分為，抬起頭後維持同一姿勢的「保持運動」，以及反覆抬起頭的「反覆運動」。

❶謝克氏運動（保持運動）

保持運動的做法是，仰躺後肩膀貼著地板，頭部離地往前抬，直到能夠看見腳尖為止。

維持這個姿勢1分鐘後，休息1分鐘。重複做3次就算完成目標次數。

不過，這個運動量只是一般參考值，必需根據運動者的體力與體能來做調整。

在照護機構等設施，會一邊確認運動者的生命徵象（脈搏、呼吸次數、血壓等），在安全的範圍內進行。

❷謝克氏運動（反覆運動）

反覆運動與保持運動同樣都是仰躺進行，頭部抬起與放下重複10～30次左右（這也是一般參考值）。

謝克氏運動

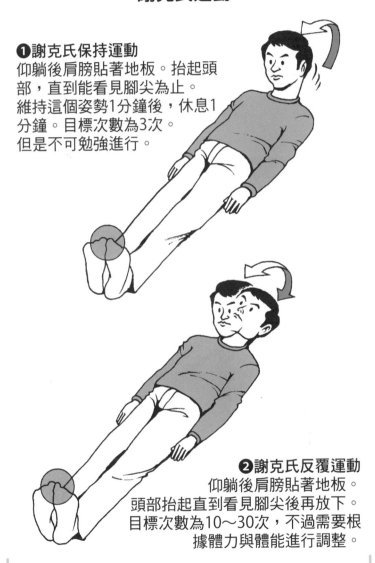

❶謝克氏保持運動

仰躺後肩膀貼著地板。抬起頭部，直到能看見腳尖為止。
維持這個姿勢1分鐘後，休息1分鐘。目標次數為3次。
但是不可勉強進行。

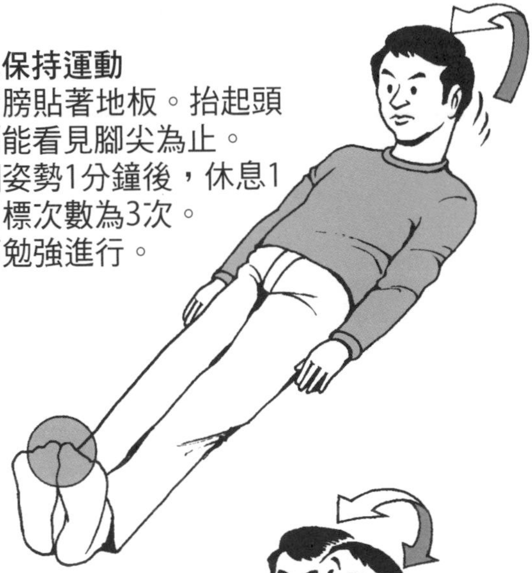

❷謝克氏反覆運動

仰躺後肩膀貼著地板。
頭部抬起直到看見腳尖後再放下。
目標次數為10～30次，不過需要根據體力與體能進行調整。

幫容易誤嚥的人進行

冰塊按摩

本章最後要介紹的方法，無法自行進行。

愈是高齡，得花更多時間完成吞嚥的人也愈多。吞嚥花時間的理由之一就是，**整體神經反射變遲鈍，不易引發順暢吞嚥所需的「吞嚥反射」**。

如同各位讀者所知，這個難以引起反射的「吞嚥反射誘發障礙」，是造成誤嚥的一大原因。

作為餐前暖身運動的一環，促進有此困擾的老人家產生吞嚥反射，幫助吞嚥變輕鬆的，就是這個「**冰塊按摩**」。

冰塊按摩是在清潔完口腔後進行的。需要準備的東西有，用水沾濕過的醫療用長棉棒，以及乾淨的冰水。

如下述說明般，每個部位各輕撫2～3秒。

首先，將棉花棒吸飽冷水後，稍微瀝一下水分，沾濕整個嘴唇。

冰塊按摩

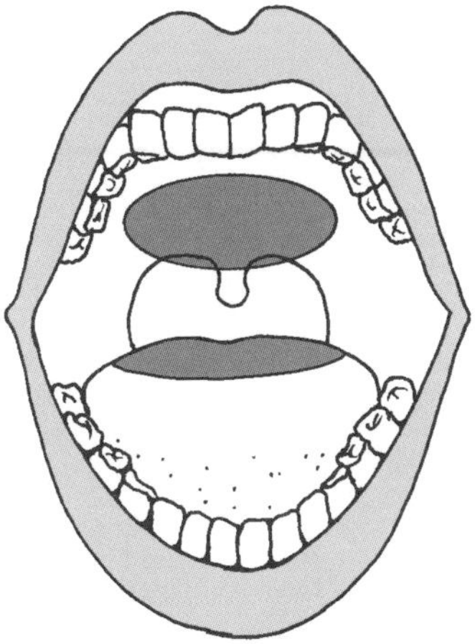

★用大頭長棉棒吸飽冰水，沾濕整個嘴唇。

★用長棉棒吸飽冰水，輕柔地給予刺激。

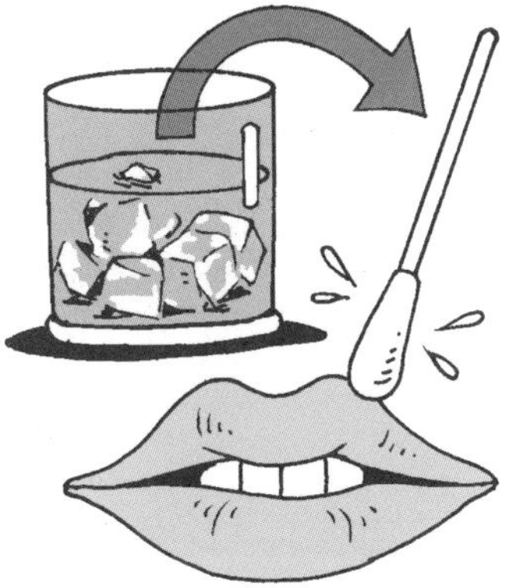

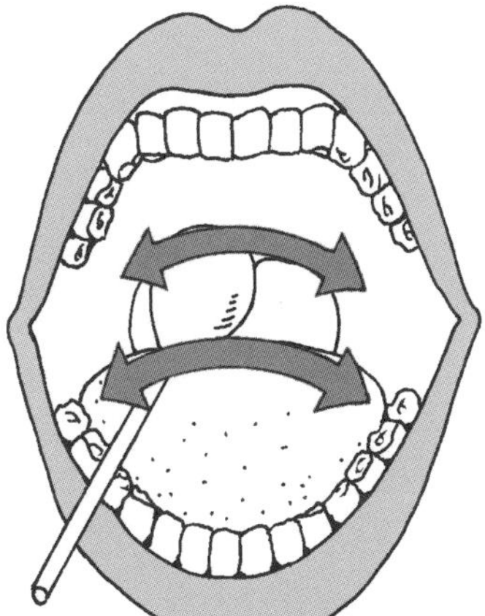

★給予刺激的部位為軟顎（口腔頂部深處）與舌根（舌頭根部）。

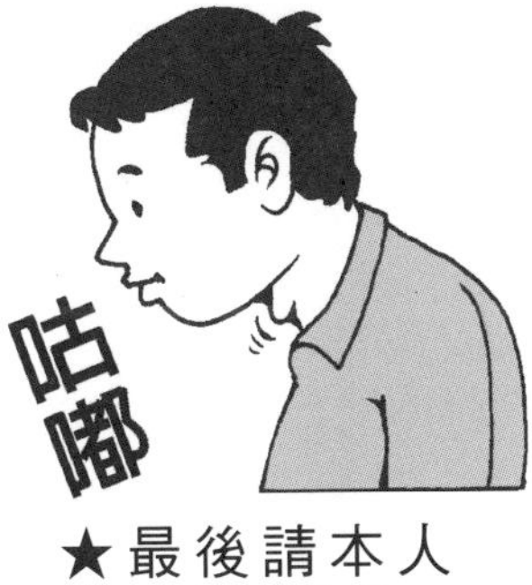

★最後請本人「咕嘟」吞嚥。

其次，適時地將棉花棒浸一下冰水再瀝過，利用棉花棒緩緩從舌頭上方觸碰到臉頰內側，逐漸移往口腔深處。

接著，刺激舌頭根部與喉嚨入口。**目標區域為軟顎與舌根部**（參閱第93頁）。引起吞嚥反射是最大的重點。

依序給予刺激後，請本人「咕嘟」吞嚥。透過冰涼的刺激能喚醒喉嚨的感覺，讓吞嚥反射容易產生。

此方法能對反射遲鈍的人帶來很好的刺激，若對健康的人進行，會引起咽喉反射（嘔吐反射），導致「乾嘔」反應。

若出現這樣的反應，則不需要進行冰塊按摩。

4

●原來內部構造長這樣！

掌管吃、喝、呼吸之……重要器官「嘴巴、喉嚨」的秘密

說話、進食、做表情——

「嘴巴、喉嚨」所扮演的角色

日本有句俗諺，眼睛就像嘴巴一樣會說話。

我想這句話的意思應該是指，從嘴巴說出口的話有時會夾雜著「糊弄」，但是眼神所呈現的真實情緒是無法掩藏的。

此言確實有道理，不過，這句話的前提其實建立於嘴巴的重要性。

我們的溝通基本就是用嘴巴「表達」。有時雖然會說出違心之論，但能藉此圓融人際關係，是很合乎人性的行為。嘴巴與喉嚨，站在表達人性的意義上來看，是非常出色的器官。

首先是，「**說話**」。

地球上的動物當中，只有人類說著複雜的詞彙，進行高度的溝通。

這是嘴巴與喉嚨所負責的第一任務。

其次是，「**進食**」。

對我們人類而言，吃東西並非只是為了補充營養的進食活動，更是一種品嘗各種食物的享受文化。

也因為這樣人類才會在旅行時大啖名產料理，將美食當成興趣等等。

再來則是，「**做表情**」。

情感表達的豐富性其實必須靠嘴巴的動作來呈現。如同「眼睛就像嘴巴一樣會說話」一般，我們也能從對方表情的變化來判讀情感的波動。

眉開眼笑、泫然欲泣、怒不可遏……當情緒激昂時，嘴巴也一定會隨之呈現各種樣貌。

人類為何能說複雜的詞彙呢？抑或是，用餐為何會如此令人感到愉悅呢？接下來將針對這些部分做探討。

詳盡了解「嘴巴」與「喉嚨」——咽部、喉部、聲門、軟顎……

人類的喉嚨相較於其他動物，構造是有點獨特的。最大的特徵是，與其他動物相比「咽部」範圍很長。

人類的構造為，**從喉嚨入口開始延展的是咽部，位於喉嚨後方的是「喉部」**。然而，咽部與喉部本來並不是用來劃分喉嚨上下區的部位。

・**食物從口腔通過「咽部」進入食道與胃部。**

・**空氣從鼻腔通過「喉部」進出氣管與肺部。**

動物的身體結構基本上都是呈現這個狀態。

比方說，馬等動物能夠邊呼吸邊吃草。那是因為食物與空氣的通道幾乎完全分開的緣故。

但是，人類卻無法邊吃東西邊吸氣。嚴格來說，**當食物通過喉嚨時喉部會關閉，阻擋空氣進出**。原本是食物通道的「咽部」變長，延伸到空氣的出入口「喉部」。

「嘴巴」與「喉嚨」的構造

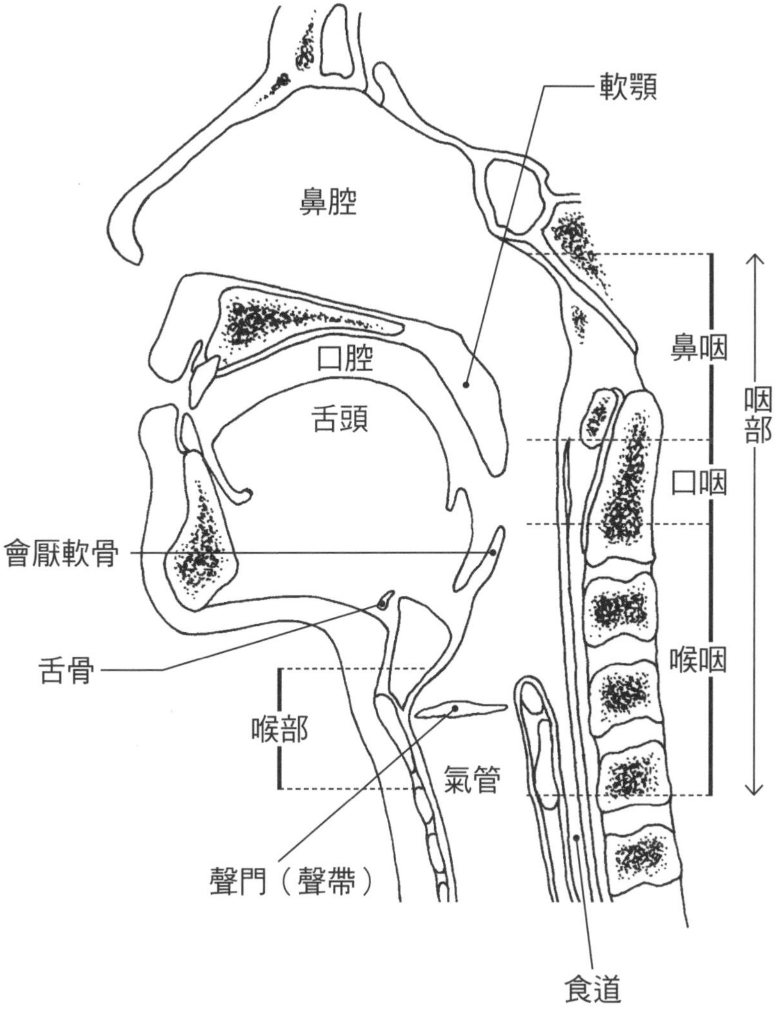

人類的喉嚨為何會形成這樣的構造呢？這是為了能說複雜的詞彙，而使發聲器官變發達的緣故。

我們的聲音是透過位於氣管入口的「**聲門**」（**聲帶**）震動所發出的。迴響於廣闊咽部的聲音，會透過喉嚨頂端的「**會厭軟骨**」的作用，形成容易聽取的聲響。接著會根據舌頭與嘴唇的動作，變化成各式各樣不同的音節，再經由嘴巴發出。

人類為了發展出許多具有意義的詞彙來當作溝通工具，因此擁有很長的咽部。後果就是，食道與呼吸道在咽部交會，每當吞嚥時就得進行「交通指揮」。

正因為人體構造如此，所以高齡導致口腔與喉嚨的機能降低，造成容易誤嚥的情形，對擁有高度智能的人類而言，可謂自然現象。

美食是人類活著的樂趣——滿足「五感」的進食吞嚥

打開電視會發現，不管什麼時代，擁有穩定人氣的就是以談話或食物為題材的節目。

有關食物方面，不論是介紹家庭菜色的節目，或是尋找好滋味的旅遊節目，甚至是以料理或美食為主題的連續劇也是琳瑯滿目。

近幾年，應該就屬改編自漫畫『孤獨的美食家』這部同名連續劇（東京電視台出品）最有人氣吧。漫畫為久住昌之先生原作、谷口治郎先生作畫；連續劇版則是由松重豐先生飾演主角，井之頭五郎。

人之所以會受到「食物」的吸引，是出自本能的食慾反應……我並不否定這樣的意見。不過，正如美食（老饕、美食家）一詞所示般，吃東西的目的不光只是滿足食慾，獲取充足的營養。

我們**還希望能透過飲食取悅五感**。

在此先稍微轉換成美食思考模式，來想想本週末想吃什麼。

我想大家腦海中應該會浮現想吃的東西被漂亮地擺盤，飄散著陣陣香味的情景吧。有些人甚至聽到烹調時的聲響、吃進嘴裡的聲音都會覺得興奮（最近似乎也有用戶在社群網站上分享料理的「咀嚼聲」）。

透過上述例子便可得知，**用餐是伴隨著用眼睛看、用鼻子聞、用耳朵聽的樂趣**。

而且，吃進口中的料理，不光是風味，還有香氣與口感（咬起來的感覺、質地、滑順度等等），也能讓人從中感受到樂趣。

另外，品嘗料理需要用到各式各樣的餐具，使用筷子或湯匙送入口中的動作也是不可或缺的。相信有些人也會覺得使用這些餐具很有意思吧。

用餐的樂趣從準備階段已然開始。挑選食材烹製美味料理，以及得心應手地使用自豪的廚具來烹飪，都是令人感到愉悅的。

料理當前，與共進餐點的人，聊得開懷也是用餐的趣味所在。用餐對人類而言，是無可取代的文化之一。

吃的過程分為五個階段——「進食吞嚥」原理

我們每天很理所當然地吃喝著美味的東西。

然而，能夠如此自然而然地盡情飲食，全拜口腔與喉嚨內建的「精密機制」所賜。

這項機制稱之為「進食吞嚥機轉」。食物吃進口中後抵達胃部的進食吞嚥過程，需要經過一連串的步驟，可分為**五個階段**如下。

❶認知期的重點

第一階段的「認知期」也被稱為「前置期」，代表**辨識食物飲品的性質，準備送入口中的階段**。

透過視覺與嗅覺來辨識眼前的食物飲品，掌握其特徵，判斷食用方式，使用餐具或筷子、湯匙等送入口中。

過去的食用經驗會喚起味覺記憶促進唾液分泌。

腦的認知功能、以手拿取餐具等運動功能在這個階段是很重要的。

〔認知期進食吞嚥障礙案例〕

・無法辨識眼前的食物（認知功能障礙）。

・無法順利將食物送到口中（運動功能障礙）。

❷準備期的重點

第二階段的「準備期」也被稱為「咀嚼期」，這是咬碎進入口中的食物進行咀嚼的階段。

咀嚼還可細分為幾個作用，**咬切食物的「咬斷」、將食物分裂成小碎塊的「磨碎」、將食物搗爛的「嚼爛」、與唾液混合方便下嚥的「攪拌」**。在這些處理過程當中，我們幾乎是毫無意識地巧妙運用舌頭與臉頰。

咀嚼過程中，舌頭與臉頰的作用是非常重要的。舌頭與臉頰能移動口中的食物，並聯合口腔頂部（顎）包夾食物後搗碎。

〔準備期進食吞嚥障礙案例〕

・嘴唇的開合有問題，難以將食物吃入口中或容易掉出。

・無法順利咀嚼食物。

❸口腔期的重點

第三階段的「口腔期」是**將食物往喉嚨運送的階段**。舌頭與臉頰的作用在這個過程中也是舉足輕重。舌尖會頂住上顎齒列後側，邊將食物推往顎部邊送往喉嚨入口（咽部）。

位於咽部頂端的軟顎部分會被向上提起，在打開食物通道的同時蓋住鼻腔，阻擋食物進入。

不妨做個小實驗，在完全不動舌頭的情況下，試試看能不能「咕嘟」吞下唾液。應該執行起來頗有難度才是。

我們平時會留意到的只有這個把食物咕嘟嚥下去的部分，其他都是無意識的反射性吞嚥過程。

〔口腔期進食吞嚥障礙案例〕

・舌頭動作遲緩，無法將食物送入喉嚨。
・軟顎無法完全上提，部分食物會從鼻子流出。

❹咽部期的重點

第四階段的「咽部期」是**食物經過咽部進入食道的階段**。當我們咕嘟嚥下食物時，甲狀軟骨（喉結）會與舌骨一同被提起，所產生的後座力會讓軟蓋（會厭軟骨）蓋住氣管入口。

這就是無意識下所進行的「**吞嚥反射**」反應，讓氣管自動關閉的同時，開啟食道入口承接食物。**誤嚥、窒息也是發生於咽部期**。

〔咽部期進食吞嚥障礙案例〕

- 食物誤入氣管引起嗆咳（誤嚥）。
- 食物噎住喉嚨（窒息）。
- 吞嚥力衰弱，食物殘留在喉嚨。

❺食道期的重點

第五階段的「食道期」是**食物通過食道被送往胃部的階段**。食物會經由食道收縮蠕動被送往胃部。多虧食道的這個功能，即使躺著也能完成吞嚥。

〔食道期進食吞嚥障礙案例〕

・吃下去的食物從胃部逆流而上。
・覺得胸悶。
・夜晚入睡時胃液往喉部逆流，甚至不知不覺地流入氣管。這種情況稱之為「靜默性吸入」。（參考第153頁）

以上的五個過程中若有任一階段發生問題，便難以順利完成進食吞嚥。不但食物飲品容易誤入呼吸道引起誤嚥，發生肺炎與窒息的風險也會變高。

罹患失智症後可能難以辨識食物，或是因為腦中風後遺症等導致舌頭不靈活時，都會造成咀嚼與吞嚥障礙。

再者，當舌頭的肌肉衰弱時，吞嚥反射的時間會延遲。食道的機能降低時便會感到胸悶。

我們應該盡量做到遠離文明病，趁著身體健康時好好鍛鍊口腔與喉嚨防老。

進食吞嚥「五」階段

1

認知期
（前置期）

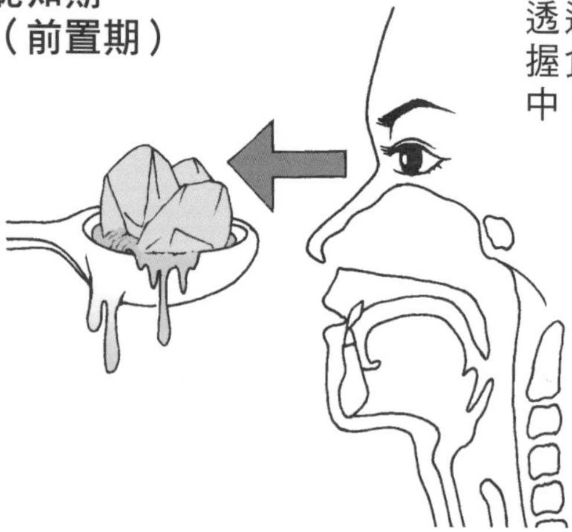

透過眼睛與鼻子掌握食物特徵送入口中。分泌唾液。

2

咀嚼期
（準備期）

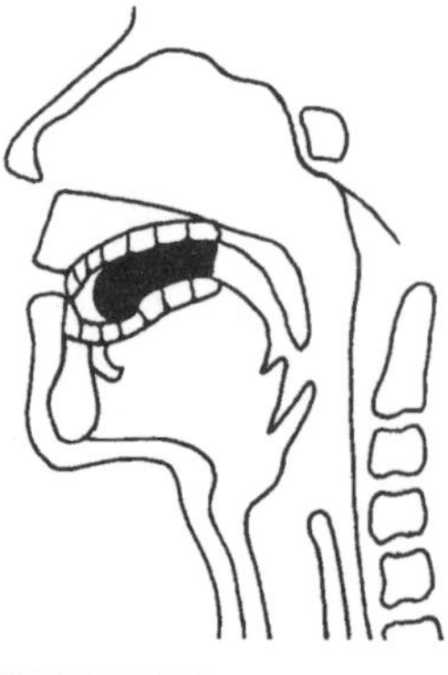

咬斷、磨碎、嚼爛食物。混合唾液使其容易嚥下。

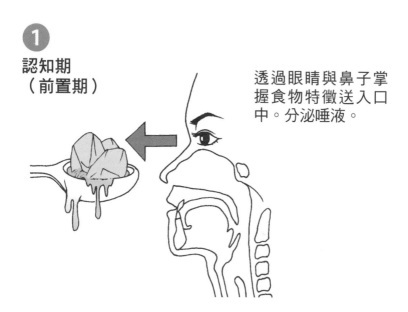

3

口腔期

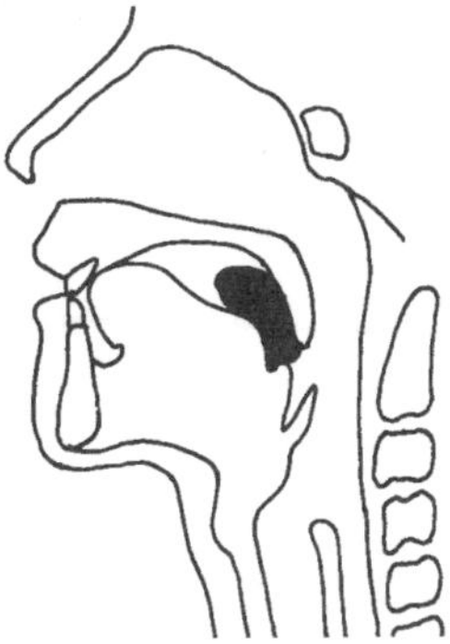

舌尖頂住上顎，將食物送往喉嚨入口。軟顎上提，蓋住鼻腔。

4

咽部期

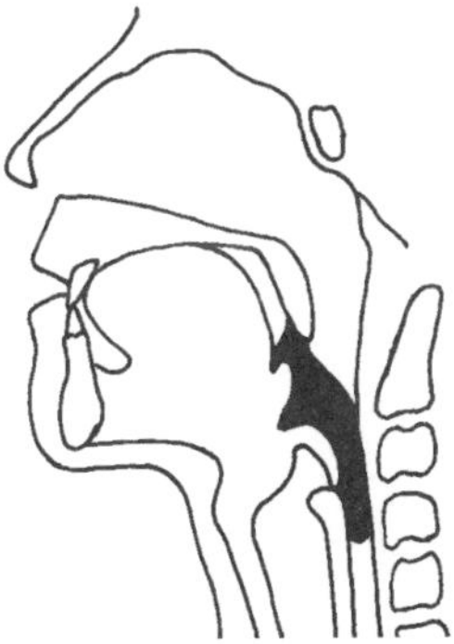

咕嘟嚥下時，氣管入口關閉，食物從咽部進入食道。

5

食道期

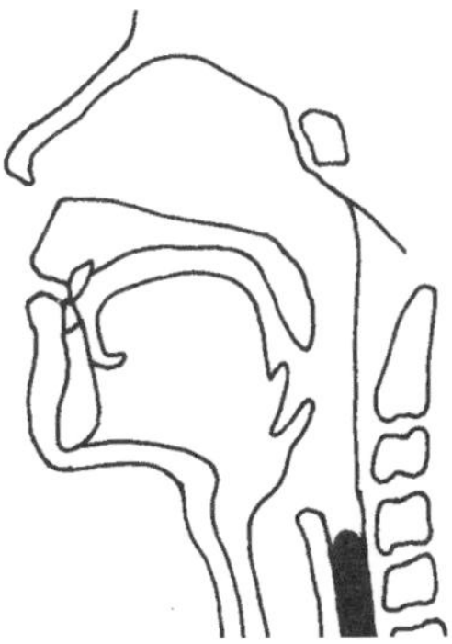

食物透過食道蠕動被送往胃部，完成吞嚥。

何謂喉嚨精密的切換能力——呼吸、咀嚼、吞嚥三者兼顧

上一篇提到，進食吞嚥的咽部期所產生的「吞嚥反射」，會讓呼吸道關閉，食道入口打開方便食物自動進入。這個「吞嚥反射」正是防止誤嚥，保護我們的生命不受窒息威脅的機制。

從咕嘟嚥下食物到呼吸道關上為止，吞嚥反射所需花費的時間約為0．8秒。我們的喉嚨平均每天有600次左右，重複上演這個切換系統與食物飲品之間的「速度競賽」。

反射指的是無意識地對刺激做出反應。發出反射指令的中樞位於脊髓、腦幹的延髓、中腦等處，不用經過（大腦）思考，能夠無意識地應對危險的刺激。

手指按壓喉嚨深處會產生「噁！」的反應，這也跟吞嚥反射一樣同屬反射反應（稱之為「嘔吐反射」）。

我想大家應該也曾有過喝水或喝茶不小心嗆到的經驗。

一般而言，水分進入喉嚨的速度會比固體物質快，視喝法而定，有時甚至會比吞嚥反射還要快，引發水分險些濺往氣管入口的情況。

這個時候就會發生「**嗆咳**」。也就是透過「咳嗽反射」這個不同的反應來防止吸入水分。嗆咳其實是一個值得感謝的防禦機制。

吞嚥反射的中樞一般認為位於延髓。

12條腦神經中，與進食吞嚥相關的神經有7條（嗅神經、視神經、三叉神經、顏面神經、舌咽神經、迷走神經、舌下神經）。

舌頭將食物推往口腔深處、咽部，以及食道開啟、呼吸道被會厭軟骨這層軟蓋覆住的這些運動，與一路從延髓延伸下來的舌下神經以及迷走神經的關聯最大。**當這些神經功能發生障礙時，便會導致吞嚥障礙**。

若有讀者覺得「最近動不動就嗆到」，或許是喉嚨肌力有問題。這時請容我再三強調，「一起來鍛鍊喉嚨吧」。

在電影院為何要配爆米花？——認知與進食的關係

踏青郊遊或休閒娛樂很多時候必定伴隨著飲食。賞花或派對席間少不了佳餚，有些人的興趣則是旅行時品嘗當地美食。

無論是觀看體育賽事或搭電車旅行，對享用便當的人來說，應該能感受到超越填飽肚子這項需求的快樂。

這麼說來，說不定愛看電影的人也會覺得「要是電影院也有賣便當就好了……」。不過，電影院只販售熱狗或爆米花等輕食，其實是有理由的。

餐點所帶來的樂趣包括用眼睛觀賞、用感官體驗料理的香氣。**而且，透過視覺與嗅覺所獲取的資訊，在經口順暢進食上是至關重要的。**

這是因為，當我們吃東西時，會先透過眼睛觀察了解「這是什麼食物」，根據經驗選擇合適的食用方法。

因應食物屬性會有各式各樣的吃法，舉凡一口吃下、直接拿起來咬、或是用吸的等等。

若是被蒙住眼睛，不知道是何種食物，便會吃得戰戰兢兢。不但無法順暢進食，若不小心吸入不當物質很有可能會嗆到。

因此在放映時一片漆黑的電影院內，是很難食用裝有各種菜餚的便當的。

經由嘴巴進食需要全身各項機能的配合運作。

口腔與喉嚨在進食吞嚥上的重要性自不在話下，即使是健康的年輕人，一旦疏忽大意也會在飲食中嗆到或差點窒息。

例如在宴會上表演「二人羽織（譯註：雙人遊戲，其中一方藏身於另一方的外袍內，聽從他人指令餵身前搭檔吃東西）」這個餘興節目時，為避免危險，最好在事前就先商量好要餵哪些食物。

用餐時搭話……

平時我也從事「牙科出診」服務，因此幾乎每天都會造訪受照護患者的住處（住家或安養機構等）。

透過這些診療活動我觀察到一些現象，所以想跟各位讀者分享一下題外話。

若各位讀者某天必需開始照護別人時，能經常對照護對象說話、陪伴照護對象聊天是非常好的一件事。

對於受照護者而言，與人交談首先有助於獲得心理上的安定。而且**多說話活動嘴巴，就是一種口腔運動（口腔機能訓練）**。

然而，在遵守這個原則的大前提下，面對某些患者或機構入住者還是必需格外留意。那就是罹患失智症，難以控制自我情緒的人士。

人在上了年紀後，因為腦中風等後遺症，導致認知機能下降的現象是很常見的。對我們這些醫療、照護從業人員而言，這當然是不得不接受的現實。

因此，本篇從觸及多樣性的觀點出發來向大家做說明。

失智症患者當中，有些人會無法順利控制自我情緒，變得易怒或易哭。其中有些人屬於**「情緒失控」的狀態，會因為一點刺激就大笑或大哭**。

若事先不曉得該名患者有情緒失控的症狀，與其接觸時，以為對方看來心情不錯而攀談搭話，卻惹得對方突然發怒或發笑，當下應該會不知所措吧。

對難以控制情緒的患者而言，就算只是有人稍微過來說個話，也有可能狂笑或狂哭，因此在這些患者用餐時，詢問「好吃嗎？」可能會導致患者情緒爆發而無法繼續用餐。

所以我深深感受到，在照護現場務必先做功課了解患者的相關情況有多重要。

細嚼慢嚥的人表情也會很豐富——表情肌與咀嚼肌

我們的顏面大約有20種「表情肌」，以及7條「咀嚼肌」（這些肌肉的數量會根據計算方式而略有波動）。

如字面定義所示，表情肌就是做出表情的肌肉；咀嚼肌就是咬嚼食物時所用到的肌肉群。然而，平時經常說話、吃東西細嚼慢嚥的人，表情也會更為豐富，予人年輕有活力的印象。

嘴唇周圍最具代表性的表情肌就屬環繞著嘴唇的「口輪匝肌」、以及自耳朵前側延伸至上唇的「頰肌」。口輪匝肌是掌管闔上嘴巴或做出嘟嘴動作的肌肉。頰肌則是鼓脹臉頰吹氣時會用到的肌肉。當我們透過表情表現不滿時，就會用到這些肌肉。

其次，臉頰有「顴大肌」、「顴小肌」、「笑肌」，眼睛下方則有「提上唇肌」（眼輪匝肌）等肌肉分布，在嘴角上揚或抬起上唇時會用到。這些肌肉的主要功能，就是做出笑臉。

主要的表情肌與咀嚼肌

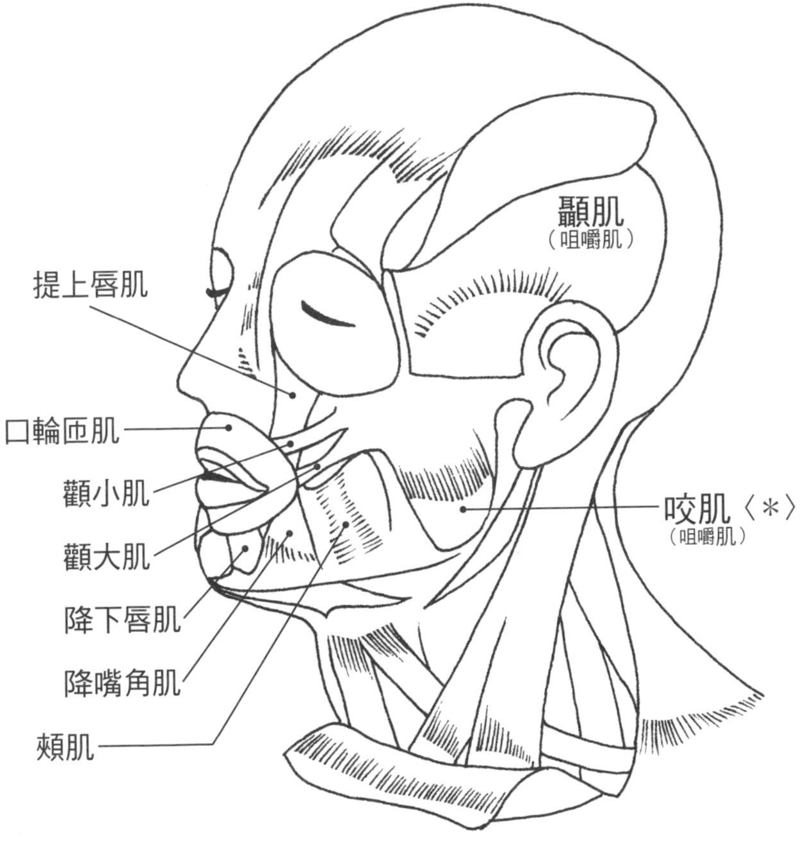

＊咬筋深處還有翼外肌、翼內肌。

接下來，位於下巴的「降嘴角肌」，可以讓嘴角往下撇，做出不高興的表情。位於其內側的「降下唇肌」將下唇往下拉時，表情看起來會「泫然欲泣」。

另一方面，咀嚼肌主要負責活動下巴。閉上嘴巴咀嚼時所用到的肌肉，除了位於臉頰的「咬肌」外，還有位於頭部側面的「顳肌」、「翼外肌」、「翼內肌」。張開嘴巴的動作，除了翼外肌外，還有能讓下巴往下拉的「下頜舌骨肌」、「頦舌骨肌」、「二腹肌」。

如上述說明般，表情肌與咀嚼肌之間有嚴密的區分，不過實際上彼此之間細密又複雜地分工合作。

例如，口輪匝肌若不把嘴巴闔上就無法咀嚼。另外，頰肌讓臉頰貼近牙齒來幫助咀嚼。

習慣細嚼慢嚥的人表情之所以豐富，應該跟這些作用也有關係。

5

●什麼是進食？什麼是吞嚥？

會導致肺炎的誤嚥究竟是如何引起的

張著嘴巴不閉上能吃東西嗎？——嘴巴的開合與進食

擁有「烏龍派出所」的暱稱，深受大眾喜愛的秋本治先生的漫畫作品《這裡是葛飾區龜有公園前派出所》。如各位讀者所知，問世40年以來直到最近才結束了在《週刊少年JUMP》的連載，是日本國民人氣漫畫。

我也是從小喜歡看漫畫雜誌的世代，所以也會借用烏龍派出所中的有趣橋段來當作演講題材。

烏龍派出所的登場人物各具特色，其中主角「阿兩」兩津勘吉巡佐的無厘頭作風更是一絕。或者應該說，正因為這個警察不按牌理出牌，才顯得趣味橫生。

有一集描述阿兩耍倔強，試圖張著嘴巴不閉上來吃拉麵。大家認為有辦法做到嗎？

……答案是不可能的。

當然，就算是阿兩也無法在嘴巴開開的狀態下吸拉麵。但阿兩胡攪蠻纏，乾脆直接整碗倒進喉嚨，記得最後的結果是整個被嗆到大咳特咳。

像這樣，我們不閉上嘴巴就無法吃東西。並不是只要牙齒堅固（或者是假牙合適）就有辦法吃下去。

開口與閉口，在進食吞嚥上也是不可或缺的身體機能。嘴巴打不開的狀態稱之為「牙關緊閉」，這在高齡者身上是很常見的。其中有些情況是因為下巴關節病變，導致疼痛難耐無法張嘴（卻又無法順利表達），所以面對這些患者時不能求快而操之過急。

嘴巴無法順利張開的原因，除了中樞神經障礙外，還有透過管灌的方式攝取營養，導致久未使用的咀嚼肌萎縮的情況。

另外，**要確實閉上嘴巴，缺少不了含括整個嘴唇（唇部）的口輪匝肌的力量**。嘴唇啣物的力量變弱時就要接受復健治療。

要安全地完成進食吞嚥，「開口攝取食物再閉上嘴巴」的機能是很重要的。

沒有牙齒就吃不動肉？——舌頭與顎的功能

日本牙科醫師會與厚生勞働省，從很久以前便開始倡導「8020運動」。始自平成元年（1989年），即將屆滿30年（譯註：本書於日本出版當時）。

如同各位讀者所知道的，這個運動所提倡的是「活到80歲，也要保有20顆自己的真牙」。

托這個活動的福，日本很多高齡者都擁有健康的牙齒。

不過，在進食上擔負重大功能的似乎不只有牙齒。

身為牙醫師的我，在臨床現場重新學到很多知識。

那就是，**「牙齒再健康，也會有無法進食的一天」、「假牙調整得再合適，也會有咬不動的情況」**。從大學時就被諄諄教誨「治療牙齒是牙醫師的使命」，所以這些真實個案真的令我大感震撼。

相反地，出診接觸過許多患者，也曾遇過完全缺牙，也沒裝假牙，卻能三兩下輕鬆吃完牛排的人，徹底讓「牙齒至上主義」瞬間崩盤。

在咀嚼食物方面，**舌頭所發揮的作用與牙齒一樣重要**。

以搗麻糬為例，將口腔內部想像成木臼，牙齒的作用就好比木杵敲打麻糬，舌頭所扮演的則是負責翻動麻糬的那雙手。

如同將反覆翻動完後的麻糬從木臼取出般，將咀嚼後的食物送往喉嚨也是舌頭負責的任務。

沒有牙齒卻能吃牛排的長者，究竟是怎麼咀嚼的呢？推估應該是先將肉切割成容易進食的大小，利用舌頭與顎（口腔頂端）將肉塊壓碎，再嚼成容易下嚥的狀態。

證明人不管活到幾歲似乎都有很強的適應力。

在此聲明一下，這可不是要大家「不必好好照顧牙齒」的意思，請千萬別誤會。要是被曲解為「名叫寺本的這個醫師說根本不需要牙齒」，我會很傷腦筋的……。

食物會被唾液整合——形成食團

前面提到食物的咀嚼包含咬斷、搗碎、嚼爛、攪拌這四個要素。這些動作並非只靠牙齒就能完成。

舌頭在咀嚼之際所發揮的功能是，揉捏口腔中的食物，再混合（攪拌）唾液，整合成容易下嚥的狀態。

這個容易下嚥的食物整合體，在牙科稱之為「**食團**」。

那麼，要形成這個食團所需的條件是什麼呢？是什麼物質能整合咬碎後變得四分五裂的食物呢？

沒錯，就是**唾液**。

唾液若不充足，沒有水分的食物在口中仍舊是乾硬的狀態，實在很難下嚥。打個比方，就好比沒有加水的混凝土般。

三種唾液腺

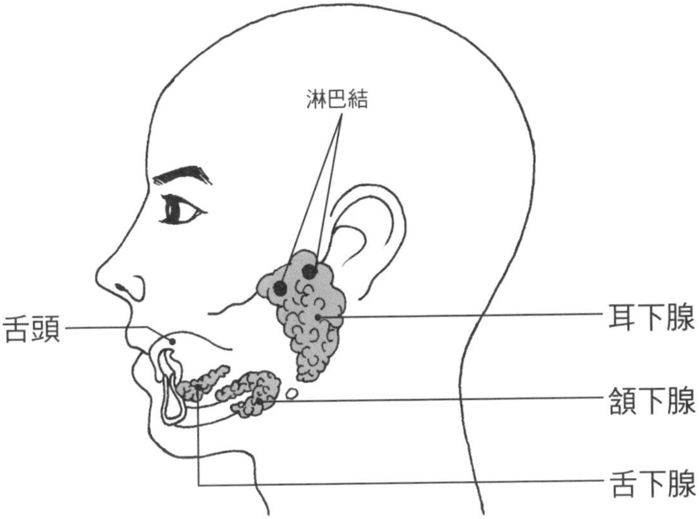

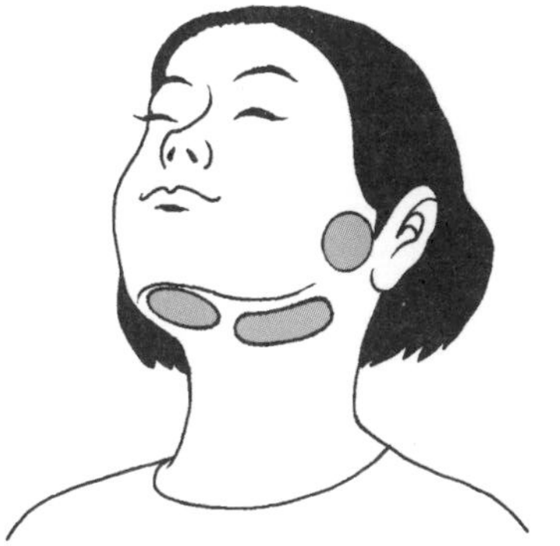

將咬碎的食物整合成塊的「唾液」，在順暢完成進食吞嚥過程中是不可或缺的。
按摩分布於下巴的唾液腺，能促進唾液分泌，使其匯聚於口中。

唾液不足是進食吞嚥障礙最大的理由。無法整合的食物不但很難下嚥，碎渣又會接連掉進喉嚨裡，是造成誤嚥的原因。

目前所知會造成唾液難以分泌的疾病為修格蘭氏症候群（自體免疫疾病的一種），因糖尿病所引起的脫水狀態，或者是以口呼吸也是造成口乾的原因。受到服用中的藥物影響，導致口中乾燥的人也很多。

據估通常唾液一天會分泌1～1．5公升左右。而且**不只是咀嚼，還具有維持口腔衛生、防止口臭的功能**。

分泌唾液的唾液腺，主要可以大致分為三種。分別是**耳下腺、頷下腺、舌下腺**。這些腺體分布於下巴骨頭沿著喉側的柔軟部位。身體健康的人只要稍微按壓一下，唾液就會快速充滿口腔。

所以在餐前進行**唾液腺按摩**（參閱第67頁），唾液分泌量會增加，用餐起來就很順利。

只要記住這項知識，等年紀再大一點一定會有所幫助的。

「咕嘟」吞嚥時必需集中意識嗎？——有意識、無意識的吞嚥

進食吞嚥過程中，「準備期」過後就來到「口腔期」。準備期與口腔期同樣都有食物在口腔中，不過所執行的任務不同，會從咀嚼轉移到吞嚥。

咀嚼與吞嚥是全然不同的行為，各位讀者是否有特別專注地進行二者之間的切換呢？

平時就注重「細嚼慢嚥」的人，一口食物咬了30次後，應該也會仔細地咕嘟吞嚥吧（其實這頗有難度）。不過我想「也沒特別注意，不知不覺間就嚥下了」的人應該佔多數吧。

其實我們的身體**能夠集中意識進行吞嚥，也能做到無意識的吞嚥**。

身體可分為不集中意識就無法做到的運動，以及能在無意識下進行的運動。舉例而言，要進行某項作業，不集中意識在手腳的動作便無法辦到。另一方面，維持血液循環

的心臟功能，以及消化食物的腸胃活動，若非無意識地進行，問題可就大了。

關於吞嚥也分為集中意識進行與無意識間發生的情形。

有意識的吞嚥，稱為「中樞性吞嚥」，是從大腦皮質層發出的指令。

無意識下所進行的吞嚥，是受到各種刺激所誘發的，稱之為「末梢性吞嚥」。發出這道指令的是以延髓為首的反射中樞。

至於我們會在什麼時候進行無意識的吞嚥呢，那就是當唾液堆積於口中時。這就是在入睡時也會產生的末梢性吞嚥。

而且，中樞性吞嚥與末梢性吞嚥會彼此互補協力發揮作用。

若是在口中沒有任何東西的狀態下，想集中意識咕嘟反覆進行吞嚥是很困難的。然而，有趣的是，只要含一點水在口中，吞嚥就會變得容易許多。只要有少量的水，就能引起反射性吞嚥。

吞嚥這項機能，能巧妙地劃分成集中意識的吞嚥，與無意識的吞嚥行為，屬於非常精密的作用。

不用舌頭能吞嚥嗎？——舌頭的作用

本篇續談展開吞嚥的口腔期，請大家先回想起前幾篇所提到的「烏龍派出所的阿兩案例」（不喜歡看漫畫的讀者，抱歉還請見諒）。

兩津巡佐嘴巴開開吃拉麵的挑戰失敗。那麼只要他閉起嘴巴就能順利吃下拉麵嗎？倒也未必喔。

假設你跟阿兩說「下次試試不動舌頭吃拉麵看看！」可以想見這名表示「放馬過來！」將拉麵送進口中的員警，又會吃得一臉狼狽，最後搞到嗆咳不已。

那是因為，**我們不使用舌頭就無法進行吞嚥的緣故**。

下次吃東西時請注意舌頭會出現什麼樣的動作（不是要大家集中意識地活動舌頭）。應該會發現，當我們咀嚼口中食物時，舌頭會上下左右地移動。此時舌頭**會托住食**

物、或是靈活地加以整合與移動。

接下來，要嚥下咀嚼後的食物時，舌頭又會發揮什麼作用呢？

舌尖應該會用力抵住上顎齒列後方。

然後，舌頭會將食物從口中推往口腔深處，直到喉嚨入口（咽部）。

下次不妨試試，將舌頭停放在下顎處，保持不觸碰牙齦的狀態吞口水看看。我想恐怕很難做到。

像這樣，不論是集中意識進行吞嚥，抑或無意識吞口水的情況，我們一定都會用到舌頭。

舌頭不只是品嘗食物味道的器官而已。

一點都不好笑的「鼻子流牛奶」——何謂鼻咽腔閉合

本書的主題是口腔與喉嚨，所以一提到「**呼吸道**」，首先讀者們應該會聯想到氣管或位於其入口的聲門。

本篇要請各位讀者將視野擴大，綜觀整體「空氣通道」。如此一來便可發現，呼吸道是從鼻內的鼻腔，通過咽部直至喉部，再進入氣管的。

位於喉嚨上部的鼻腔空間稱為「鼻咽腔」或「鼻咽部」（口中＝直接連結口腔的部分，嚴格來說屬於「口咽部」）。

嘴巴與鼻子就是通過這個鼻咽腔形成連結的。

孩提時代，曾看過有個兒童會把含在口中的牛奶從鼻子流出來玩。也就是所謂的「鼻子流牛奶」。嘴巴與鼻子是連結相通的這項發現在當時著實新鮮。

吞嚥食物時必需關上呼吸道。

然而，在呼吸道入口關閉阻止誤嚥前，位於呼吸道鼻腔的「**鼻咽腔**」**會先閉合**。

在開始進行吞嚥的口腔期，口腔頂部深處的**「軟顎」會上升，以免食物進入鼻內。**

口腔頂部稱之為顎，靠近牙齒的前端部分稱之為「硬顎」。因為堅硬上頷骨的關係而得其名。位於後端沒有骨頭的部分稱之為「軟顎」。

觀看口腔深處，會發現喉嚨入口處的懸壅垂（就是俗稱的「小舌」）垂下，其上方部分就是軟顎。

這個軟顎在吞嚥之際，為了不讓食物往鼻子流動，會隔開鼻腔與咽部。當軟顎的動作遲緩時，不是故意為之也會出現「鼻子流出牛奶」的情況。

軟顎在我們發出聲音時，未避免空氣從鼻子流出，也負責封閉鼻腔與咽部的作用。

吞嚥時鼻咽腔會關閉

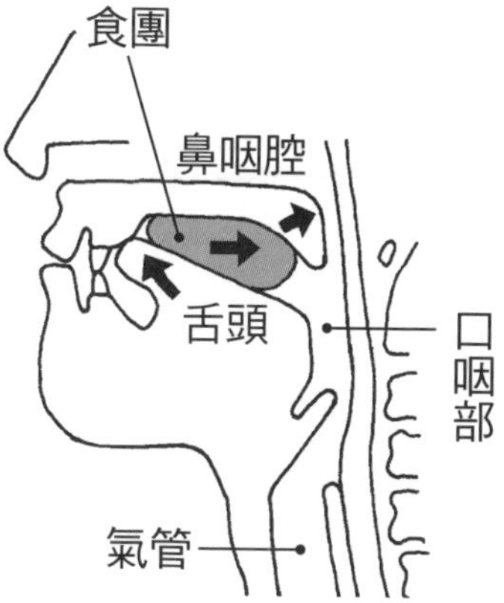

鼻子到喉嚨這段屬於呼吸道，咀嚼食物過程中，以及將食團送至喉嚨深處為止都是互通的。

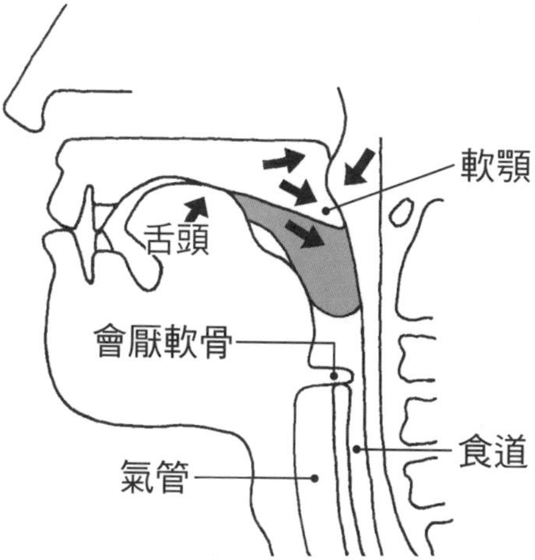

準備吞嚥食團時，軟顎會上升，鼻子與喉嚨之間會關閉（鼻咽腔閉合）。
因為這個機制作用，食物才不會從喉嚨流到鼻子裡。

喝水會「嗆到」是什麼緣故？

何謂吞嚥反射

經口進食機能降低時，大家最容易聯想到的應該是「嗆到」吧。

有些人對「喝水時嗆到」感到憂心，不過嗆到其實是出自之前說明過的「咳嗽反射」這種身體自然反應。這是避免讓水進入肺部的防禦機制，所以無需過度擔心。

有些人反而是隨著年齡增長，神經作用逐漸遲緩、肌力漸漸變弱，無法正常地引起嗆咳反應。這樣的情況容易引起誤嚥才是比較令人擔心的。

順帶一提，咳嗽時必須用到腹肌與肋間肌、橫膈膜的力量。

不過，「只要喝水必嗆到」的情況，或許就得稍加留意。會被水之類的液體嗆到的理由，主要有二個。

(1)喝的方式來不及引起吞嚥反射。
(2)吞嚥反射遲緩，抑或呼吸道未完全閉合。

(1)來不及引起正常的吞嚥反射情況是口腔期有問題。

水流入喉嚨的速度比想像中快上許多，即使吞嚥反射正常，若未確實透過嘴巴就胡亂喝下，是很危險的。

比方說，嘴巴開開直接將水倒進喉嚨，即便是身體健康的人，也會出現類似進食吞嚥障礙（口腔期障礙）的狀態而被嗆到。有這種經驗的讀者，請提醒自己喝東西時慢放速度不要急。

(2)吞嚥反射遲緩來不及反應，抑或呼吸道未完全閉合，屬於吞嚥機轉的咽部期障礙。

口腔與喉嚨的機能，從被定義為「高齡者」的60歲後半左右開始降低。此年齡層的讀者若有任何疑慮，請至醫院就診。（牙科出診服務基本上是以無法前來醫院的患者為對象）。

氣管與食道的入口在哪裡？——透過內視鏡觀察喉嚨

我在照護機構以及患者住家都有提供經口進食輔助服務（協助透過口腔進食）。提供這項服務時，進食吞嚥機轉的評估（檢查後評估）是不可或缺的。

造訪患者後，為了診察吞嚥是否正常順暢，有時會使用被稱為「VE」的吞嚥內視鏡進行影像檢查。

雖然採用比較不會產生不適感的經鼻內視鏡，還是需要請接受檢查的患者忍耐一下不便之處，讓我們短時間觀察其用餐時的「喉嚨情況」。

如此一來，食物是否有順利進入食道，或者是食物殘渣是否滯留於喉嚨，便能看得一清二楚。若食物掉落在呼吸道就是「**誤嚥**」。

檢查時所觀察到的喉嚨深處狀態，則以插圖方式呈現（照片反而不容易辨識，故透過圖示做說明）。

那麼，各位讀者知道氣管的入口在哪裡，食道又是在哪裡嗎？

上圖正中央，顏色較深呈張口狀態的就是氣管入口，聲門（聲帶）。

下圖中，在關閉的聲門左右側張開的地方就是食道入口。

食物飲品不得進入的氣管入口竟如此毫無防備，不知各位讀者是否對此情況感到訝異呢。

這個乍見之下險象環生的呼吸道、食道交叉口，如同先前幾篇所述般，是在我們的演化過程中，取得高度的語言能力所伴隨的代價。

食道、呼吸道入口

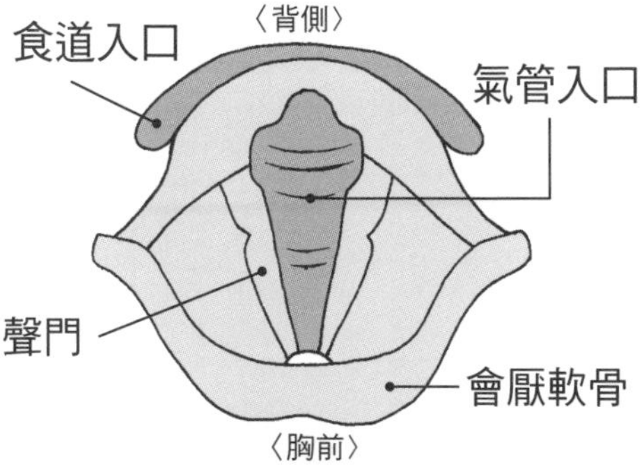

除了嚥下食團的時間以外，食道的入口都是縮起來的。左右聲門呈現打開的狀態，氣管入口位於其深處。

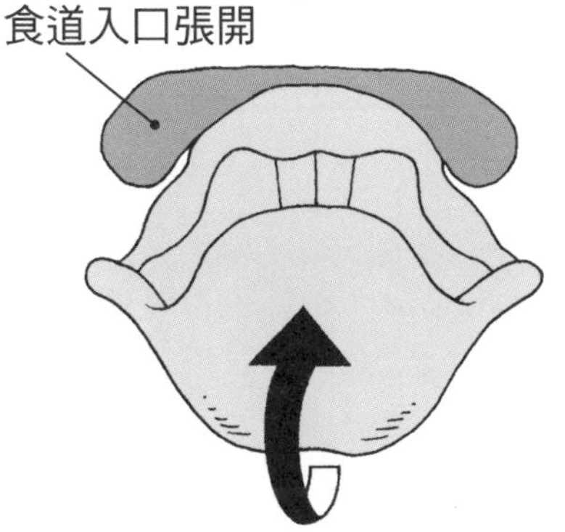

咕嘟吞嚥食團時，食道入口打開。
聲門關閉，會厭軟骨蓋住氣管入口防止誤嚥。

吞嚥是0・8秒的奇蹟——吞嚥與氣管入口的閉合

承前所述，喉部的呼吸道會因為吞嚥反射而關閉，食道會隨之打開是「咽部期」的特徵。

左頁是描繪咽部期喉嚨狀態的示意圖。

通過喉嚨前側（左）的是呼吸道，後側的（右）是食道。進入咽部期後便如圖所示般，呼吸道會關閉而食物則進入食道。

插圖是側剖面圖，可能會有點難懂，不過嚥下食物時，受到吞嚥反射的作用，**首先聲門（呼吸道入口）本身會閉合。**

接著，**隨著咕嘟吞嚥之際時的肌肉作用，「喉結」會上升，受此反作用力影響，聲門上方會被覆蓋（會厭軟骨）。**

正是所謂的雙重防禦。

這些都是隨著吞嚥反射自動進行的，而且是每天數百回。

從吞嚥開始到呼吸道閉合為止所需的時間在1秒以內（據估約0．8秒）。

因為這個機制，讓看似毫無防備地進行呼吸的呼吸道能瞬間關閉，與此同時，食道入口會打開將食物接收進來。

透過內視鏡觀察這一連串的作用，不管看幾次，都會忍不住感謝人體的奧妙。

0.8秒的吞嚥反射

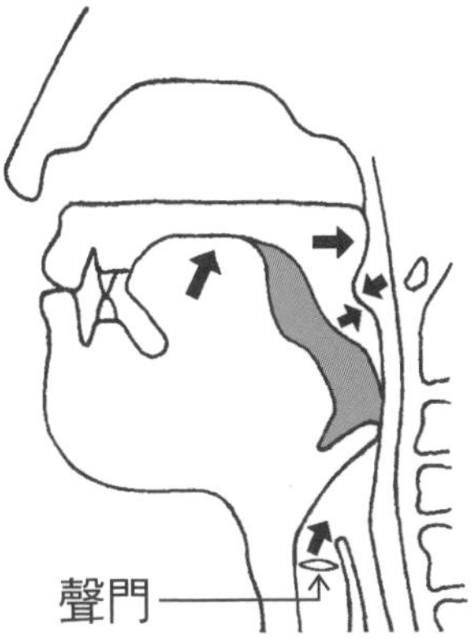

開始吞嚥時，首先聲門（呼吸道入口）會關閉。

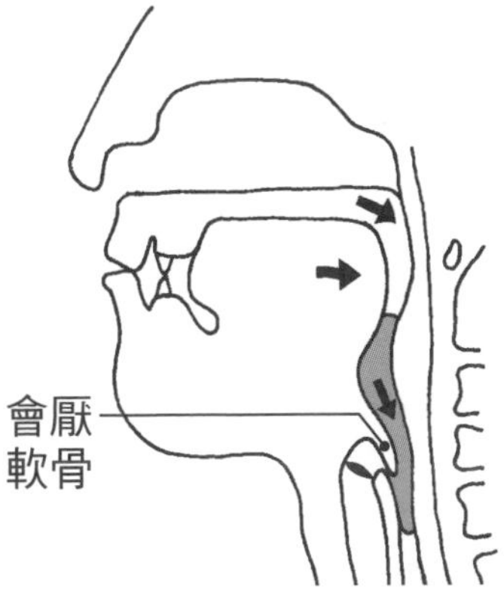

咕嘟吞嚥的同時，喉結會上升，受此反作用力影響，會厭軟骨會覆蓋住聲門上方。

「喉結」會動的原因——何謂喉部上提

請上下輕撫喉嚨正面看看。

我想應該可以感覺到硬硬鼓鼓的觸感。這就是所謂的「喉結」，醫學名稱為喉部突起。

這個部位有一大塊被稱為「甲狀軟骨」的骨頭。一般而言，男性的甲狀軟骨會比女性大，才會有很多人認為「喉結是男性的特徵」。

然而，女性也是具備甲狀軟骨的。成年男性大多是因為位於甲狀軟骨內側的聲帶（正確來說是聲帶皺褶）較大，所以甲狀軟骨才會很明顯。

接著，請試著觸摸甲狀軟骨，咕嘟地吞下口水看看。喉結應該有很明顯的上下移動吧。各位知道這是為什麼嗎？

甲狀軟骨與其正上方的「舌骨」這塊骨頭是彼此相連的。舌骨動作流暢對吞嚥而言是非常重要的。

舌骨會透過被稱為舌骨上肌群的複數肌肉（下頜舌骨肌、二腹肌、莖突舌骨肌、頦舌骨肌）與下巴骨頭（下頷骨）形成連結。這些在進食吞嚥上是很重要的肌肉。

讓下巴往下移動的舌骨上肌群，在我們咬嚼食物期間會一直發揮作用。

當我們嚥下食團時，舌骨上肌群會以下頷骨為支撐點，將舌骨往上拉，而甲狀軟骨也會跟著上提，此時「喉結」就會移動，正式名稱為「喉部上提」。

當甲狀軟骨上升，食道入口大開的同時，「會厭軟骨」這塊龐大的皺褶就會蓋住氣管入口。此時氣管入口的聲門為避免食團進入也會緊閉，會厭軟骨再從上方形成防護網。這就是進食吞嚥的咽部期所產生的機制。

另一方面，將舌骨往下拉並維持穩定性的就是舌骨下肌群（甲狀舌骨肌、胸骨舌骨肌、肩胛舌骨肌、胸骨甲狀肌）。喉部要達成均衡作用，不只仰賴舌骨上肌群，舌骨下肌群也很重要。

上了年紀後「聲音沙啞」是什麼緣故？——聲門（聲帶）的作用

請比較調皮的孩子「模仿老人家」時，往往會覺得「這也太誇張」了吧，而感到哭笑不得……。那是因為，這些孩子不是真的模仿爺爺、奶奶，往往是在學志村健先生搞笑。

而且在做出高齡者特有的動作時，聲音也會一起跟著改變。

是說，老人家真的有獨特的聲音變化嗎？孩子們或志村先生模仿時都會「啊～」、「嗚～」地顫抖著聲音……。那應該是在模仿沙啞的嗓音吧。

很多人的聲音會隨著年紀增長而沙啞。

聲音沙啞是因為聲門發炎等原因，導致聲門無法關緊時所引起的。一般而言，這種症狀常見於過度使用喉嚨的從業人員。

我們所吐出的氣息，會讓位於聲門的「聲帶」產生震動而形成聲音。

平常說話時，聲帶會不斷振動，男性每秒100次，女性每秒250次左右。男女的差異主要是根據聲帶長度所決定。聲帶愈長聲音愈低（振動次數少）愈男性化；聲帶愈短愈高（振動次數多）愈女性化。

言歸正傳，老人家當中聲音沙啞的人並不少。與膝蓋和腰部一樣，長年使用的聲帶所累積的疲勞與年紀成正比。**當聲帶無法確實關上時，聲音就會逐漸變得沙啞。**

另外，活動聲帶的神經（喉返神經）作用遲緩時，也是造成聲音沙啞的原因。這種類型的聲音沙啞不算是疾病，因此無需過度在意。

只不過，**聲門較難關閉，就比較容易引起誤嚥。**

若接受專科醫師的篩檢（檢查）後，被提醒「聲音變沙啞了要多加注意喔」，其實指的就是較容易引起誤嚥的意思。

躺著也是能進食的——食道蠕動

順利通過喉部交叉口的食物，會經過食道被送往胃部。複雜又精密的進食吞嚥過程進入這個階段（食道期）後就可以先放下心來。因為暫時遠離了誤嚥的風險。

食道的長度大約25公分，液體通過食道的時間為1～10秒，固狀物為30秒～1分鐘左右。

另外，**食道平常是呈現前後扁縮的形狀，只有用餐時內腔才會膨起讓食物通過。**

那麼食物為何會如此順理成章地通過食道呢？因為重力的關係才會往胃部滑下？……似乎也不是這麼一回事。

在古希臘與古羅馬，參與宴會的賓客有躺著用餐的習慣。再介紹得更詳細一點的話，希臘有稱之為Cline的躺椅，羅馬則有名為Lectus的躺椅，賓客們躺臥其上，用手進食。

怎麼覺得與現代的「沙發馬鈴薯」有異曲同工之妙（能夠在古羅馬時代躺在躺椅上用餐的，似乎僅限身分高貴的人士）。

總而言之，如上所述，我們即使躺著也能進食。而且不是因為食物受到重力影響而落入食道的緣故。

我們所**吞嚥的食物會透過食道本身的蠕動被送到胃裡**。

食道的肌肉會由上往下如波浪般反覆收縮、鬆弛，形成類似擠軟管的動作，將食物從喉嚨推往胃部。

蠕動其實就是蚯蚓等動物藉由伸縮軀體匍匐前進的動作。取此由來，食道或腸道的波浪狀起伏才被稱作「蠕動」。

食道的蠕動是單行道，食物不會從胃部再回到口腔。另外，即便是胃部內容物逆流上升至食道，食道蠕動也能發揮作用將其推回胃部。

「誤嚥」是在何時發生的呢？——吞嚥前、吞嚥中、吞嚥後的誤嚥

截至本篇為止，大致上根據吞嚥的「五個階段」針對進食吞嚥機轉進行了一整套說明。承接先前所述，當這個流程中的某階段發生問題時，進食吞嚥就會有困難。

那麼，誤嚥究竟是怎麼發生的呢。

一般而言誤嚥會以吞嚥反射的時間點為界線，劃分為「吞嚥前誤嚥」、「吞嚥中誤嚥」、「吞嚥後誤嚥」這三個類型來說明。詳述如下。

- **吞嚥前誤嚥**……產生吞嚥反射前所發生的誤嚥
- **吞嚥中誤嚥**……產生吞嚥反射時所發生的誤嚥
- **吞嚥後誤嚥**……吞嚥反射後所發生的誤嚥

吞嚥前誤嚥大多是準備期或口腔期有問題。

舉例來說，當舌頭動作不靈敏，唾液分泌不足時，咬碎的食物無法被好好整合，細

誤嚥的時間點

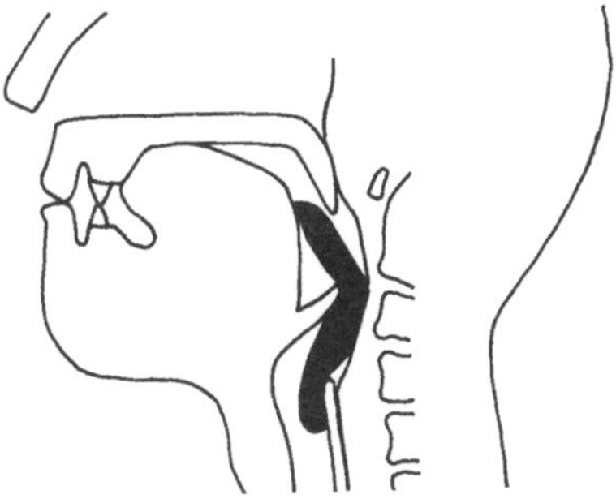

吞嚥前誤嚥
細碎的食物殘渣等散落於喉嚨，在吞嚥反射前便先掉入氣管。

吞嚥中誤嚥
因喉嚨動作遲緩等緣故，導致正在吞嚥時的氣管入口未完全關閉。

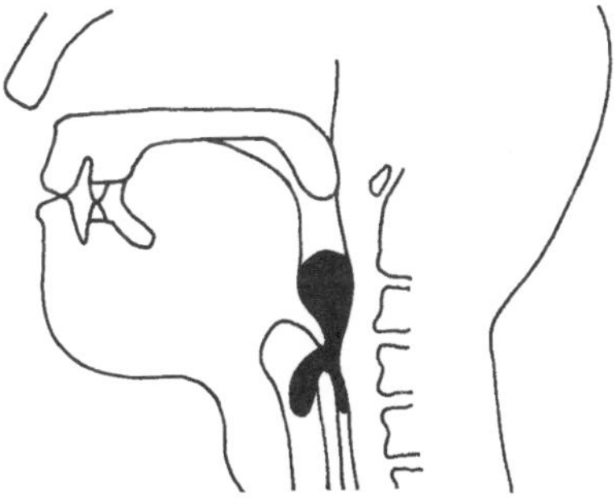

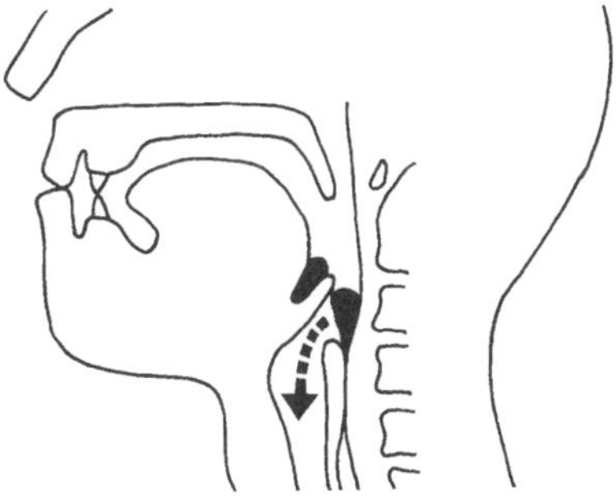

吞嚥後誤嚥
未完全吞下而殘留於喉嚨的食物碎片，可能會再次掉進張開的氣管內。

碎的食物殘渣便會飛散至喉嚨，造成掉入呼吸道的情況。

另外，即便是身體健康的人，也會有「喝水嗆到」的經驗，當吞嚥反射趕不上液體流動的速度時就會引起誤嚥。

吞嚥中誤嚥很容易發生於咽部期的喉嚨反應變遲緩時。

舉例來說，吞嚥反射無法正常產生時，氣管內就會不斷有食物進入。即便是發生吞嚥反射的時間點正常，拉提甲狀軟骨的舌骨上肌群的力量衰弱，導致「喉部上提」不足時，吞嚥中聲門無法完全關閉，就有可能導致食物飲品進入氣管裡。

吞嚥後誤嚥是在吞嚥結束後發生的。

或許讀者會覺得「這是什麼情況？」，當吞嚥力變弱時，即使吞嚥當下沒有發生誤嚥，但未完全嚥下的食物殘留在喉嚨的情形是很常見的。

後續這些殘留物流入氣管時，就會造成吞嚥後誤嚥。

「食物碎渣」容易殘留在哪裡？——何謂會厭谷、梨狀窩

誤嚥三類型中，吞嚥後誤嚥是指殘留於喉嚨的食物後續進入氣管的情況。

那麼，這些食物碎渣是停留在喉嚨的哪一部位呢？喉嚨有二處最容易殘留碎渣的地方，那就是「**會厭谷**」與「**梨狀窩**」。

「會厭谷」是位於嚥下食物時會蓋住聲門上方的「會厭軟骨」這個皺褶的背面。會厭軟骨在吞嚥反射發生時會往下倒，除此之外皆朝上，在舌骨之間形成一道凹槽。顧名思義，會厭軟骨所形成的凹槽，所以才稱為「會厭谷」。

「梨狀窩」簡而言之就是食道入口處。

分布於喉部左右側的食道入口，除了吞嚥時以外，外觀呈略顯皺縮的凹陷袋狀。該形狀與梨子相似，故稱之為「梨狀窩」。

當吞嚥未順利完成，**部分食物殘留在會厭谷或梨狀窩時，稍有不慎可能就會落入氣管內**。

食物碎渣殘留處

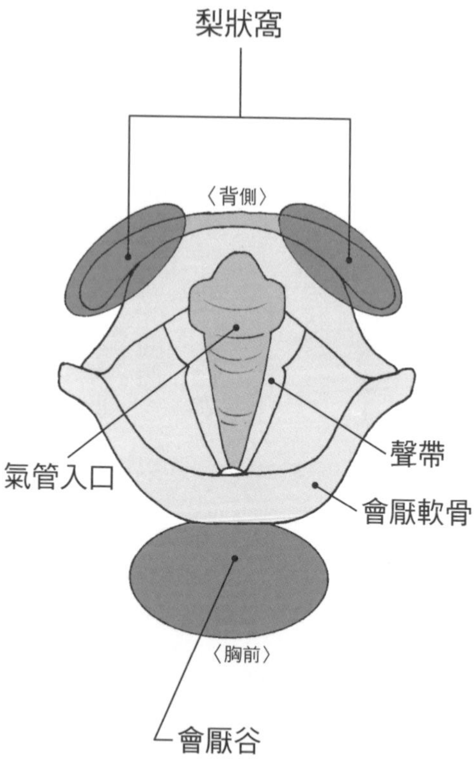

「梨狀窩」是位於皺縮狀態的食道入口處，呈凹陷狀。「會厭谷」是介於會厭軟骨與舌骨之間的凹槽。當食物碎渣殘留於此二處時，偶爾會引發誤嚥。

右側插圖是描繪口腔深處的示意圖。這些部位從身體左側觀察並以剖面圖進行說明時，會厭谷位於左邊（胸前）呼吸道的上方，梨狀窩所在處的食道入口則位於右邊（背側）。

「嗆到」、「想吐」是很重要的身體反應——防止誤嚥的神經

到目前為止，除了吞嚥反射外，也有針對反射這個身體反應稍微做過說明。反射絕大多數都是保護我們的性命免受誤嚥或窒息的威脅，所瞬間產生的「緊急反應」。我想各位讀者應已明白，還能被嗆到「比無法嗆到」值得慶幸。

比方說，用餐中快引發誤嚥時就會嗆到、打掃時吸入灰塵會猛咳，是出自「咳嗽反射」這個保護肺部不可或缺的機制。

那麼，想吐又做何解釋呢？

或許有些人會認為「被嗆到也就算了，但嘔吐可就令人想求饒」。的確，刷牙時只不過是牙刷碰到口腔深處就會引起「噁」的反應，令人覺得很不舒服。**觸碰到口腔深處或喉嚨時會引發想吐的感覺，是出自「嘔吐反射」（咽部反射）這個反應**，但是這項機制究竟有何作用呢？

其實「嘔吐反射」也是在異物入侵時為了迅速排出該物的防禦反應。只不過，放眼現今的人類生活，這反應究竟會在何時派上用場，的確有點摸不著頭緒。

咳嗽反應與咽部反應同樣可見於其他動物。所以或許這是人類祖先在更惡劣環境下生活的時代所留下來的影響。

無論如何，反射是延髓等中樞神經對感覺神經所接收到的訊息即刻做出反應的運動。若神經彼此之間的聯繫不夠確實就無法引起反射。

其實，**吞嚥障礙的病患，咽部反射遲鈍的個案並不少**。觸碰到舌頭深處或軟顎時，身體健康的人會立刻感覺「作嘔」，但很多病患卻未見太敏感的反應。

另外，患有吞嚥障礙時**咽部深處的感覺有時也會變遲鈍**。吞嚥後，若食物殘留於會厭谷或梨狀窩，健康的人會覺得怪怪的而試著咳出來。但是一旦感覺變遲鈍，即使有東西卡在喉嚨也不會察覺有異。

難以察覺的「靜默性吸入」——入睡時的誤嚥

殘留於咽部的食物是造成「吞嚥後誤嚥」的原因，然而喉嚨功能下降的人，也會發生與飲食無關的誤嚥。

稱之為「**靜默性吸入**」。

相對於本人或身邊的人能即時發現的「**顯性吸入**」，靜默性吸入指的就是不知不覺間所發生的誤嚥。

各位讀者應該有聽過「**胃食道逆流**」這個病名吧。

食道除了單向收縮蠕動外，還具備防止胃部內容物逆流的機制。被稱為括約肌的肌肉能發揮類似氣閥或瓣膜的功能。

胃會分泌幫助消化的強酸性胃液。當胃液逆流至食道時會造成刺激導致食道受傷。所以食道下部會透過括約肌（下食道括約肌）作用形成緊閉狀態。

下食道括約肌位於食道與胃部的交接處。吞嚥時這個括約肌會鬆緩讓食物進入胃裡，平常則是束緊食道，以免胃內東西逆流。

胃食道逆流是因為該括約肌的作用衰弱，或胃酸增加太多，導致胃部內容物逆流，造成胃酸灼傷食道的疾病。

這樣的逆流情況，若發生於夜晚入睡時，並且在不知不覺間進入氣管或支氣管、肺部，後果會如何呢。不但這些部位會被胃酸灼傷引起發炎，隨著胃酸一起湧入的食物殘渣等會成為感染源，引發肺炎。

這就是靜默性吸入所導致的誤嚥性肺炎。

因靜默性吸入而入侵肺部的感染源，除了食物之外，**還有沉積於口腔或喉嚨內的汙垢**。換句話說，口腔內不衛生時便很容易引發肺炎。牙科出診服務的「口腔保健」需求之所以變高，也是出自此緣故。

這樣的口腔環境會引發誤嚥性肺炎——馬虎不得的口腔保健

我想閱讀本書的讀者們應該都還很健康硬朗。希望本篇所談論的內容，能讓各位在照顧近親或為將來做準備時有所參考，畢竟長久以來口腔與喉嚨是照護上的盲點。

需要長期照護的患者，往往都是家人或相關人員勞心勞力地照顧其生活起居，有時不得不犧牲很多事。

再加上照護人要做的事十分繁雜，不太有閒暇顧及患者的口腔保健。更正確地說，由於口腔的重要性並未被廣泛認知，自然也就不會察覺到忽略了口腔保健這一塊。

根據出診進行牙科診療的經驗，需要照護的患者當中有些人的刷牙清潔做得很確實。當下就能感受到照護者的用心。

然而，從專業口腔牙科的觀點來看，遺憾的是「**牙齒本身是有好好刷洗，但牙齒之外的口腔內部是不太衛生的**」情況頗多。

需要長期照護的患者，因為維持口腔衛生的唾液分泌量變少，口腔內多半乾燥。另外，由於漱口或活動嘴巴的機會減少的緣故，口腔中很常有類似痰般的黏稠物殘留。其實，這是細菌很容易繁殖的狀態。

附著於口腔中的黏稠物稱之為「**生物膜**」，更白話一點就是「微生物膜」，也就是細菌的集合體。這個細菌的集合體，與各位讀者所知的牙垢（牙菌斑）的形成來源是相同的。

當口腔中堆滿牙垢之類的物質而不甚吸入時，就是造成肺炎的原因。**最容易被忽略髒污的地方是口腔頂部、臉頰內側、舌頭背面等不易看見的部位**。

但是，這些汙垢大多牢牢附著，若大意清除會造成傷口。必須確實濕潤口腔，輕柔地刷除汙垢。

因此，提供「專業口腔保健」服務的牙科醫師或口腔衛生師，親自到訪進行口中大掃除（口腔清潔）的情形也變多了。

擔心肌力會降低？——讓肌肉保持均衡協調

出診牙科服務所提供的專業口腔保健的二大支柱，分別是口腔保健、口腔復健。當然，若有必要也會為患者進行牙齒的治療。

口腔保健如同先前所述，會針對整體口腔進行清潔。而口腔復健則是積極活動嘴巴或喉嚨，以期維持、恢復口腔機能。所以有許多簡單的健口操或伸展操問世，推廣普及至照護現場。

對經口進食機會減少的患者而言，**進食本身也是口腔復健的一環**。

截至本篇為止，出現了許多肌肉的名稱。表情肌或咀嚼肌家族、舌骨上肌群或舌骨下肌群、肋間肌或橫膈膜等等。

所謂的吞嚥，就是進食與呼吸的切換，不單是直接主導咀嚼或吞嚥的肌肉，呼吸時所用到的肌肉也很重要。

口腔復健主要就是活動、訓練這些肌肉。

不過，各位讀者還很健康，在日常生活中應該經常說話、歡笑，以及吃東西吧，這就足以構成口腔復健運動了。

經口進食不需要做運動時的力道或速度。普通地咀嚼食物，咕嘟地讓喉嚨發出聲響便已足夠。

隨著年歲增長肌力自然會下降，沒有哪個部位變得特別虛弱，整體肌肉能夠均衡作用才是目標所在。這才是口腔與喉嚨真正需要的鍛鍊法。

另外，根據實驗調查結果得知，咕嘟吞嚥時，不只口腔與喉嚨，甚至會動用到全身各種肌肉。**每天均衡充分地活用全身筋骨，防止肌肉或骨頭廢用，**這樣的心態應該才是最重要的吧。

6

●維持經口進食的幸福！

有關進食姿勢、食物、吃法的巧思與方法

需要留意的三大重點——吃東西時的姿勢、吃的食物、吃法

我想各位讀者應該還沒有這方面的問題，但感到進食困難或需要照護的人士，有必要接受檢查確認進食機能。

在專業用語上，稱呼這個評量為「進食吞嚥機轉評估」，簡而言之就是調查進食機能哪裡有問題。

透過這個方式釐清問題，思考該怎麼做才容易進食、不易引起誤嚥，並提供適當的協助。比方說，判斷是吞嚥前還是吞嚥後誤嚥，決定正確的處理方式。

在這個評估過程中，我們會採取名為「**用餐觀察**」的方法。做法就是專注觀看患者用餐時的情況。

吃東西時被盯著看的確會很不自在。有時還會因此緊張而吃得難受。

所以我們也會被患者質疑：「這個人是誰？」或者挨罵：「走開！」。

但也只能向本人說明：「非常抱歉，能讓我進行診察嗎？」或者是請家人予以安撫的同時，目不轉睛地觀察患者（若為受照護對象則是接受診察者）。

那我們究竟是在看什麼呢，**①以什麼姿勢進食、②哪些食物吃起來似乎有難度、③採用什麼吃法……**這幾項重點。

檢查項目的內容繁多，不過我主要就是「看吃東西時的姿勢、吃的東西、吃法這三大點」。

當口腔與喉嚨的機能降低時就容易引起誤嚥。但是造成誤嚥的原因並不只如此。除了吞嚥機能降低外，各種小狀況都有可能成為誤嚥的原因。例如「姿勢不良，食物跑到不該進入的地方」、「不太敢吃的食物難以下嚥」、「不恰當的吃法」等。

基於上述原因，才需要觀看實際進食情況。如此一來便能提出「姿勢要改成這樣」或者是「要注意這類食物」、「吃的時候請少量，並更加放慢速度」之類的建議。

保留經口進食的樂趣——「胃造口」觀點

檢查進食機能的目的是什麼?

或許有很多人會認為「變得容易誤嚥後，為求安全起見要限制經由嘴巴進食的方式」。但是，這麼做只會讓「吃東西的樂趣」大減而已。

檢查吞嚥機能、觀察①吃東西的姿勢、②吃的食物、③吃法，所代表的意義並非只是「為了避免危險」。

當口腔與喉嚨的機能降低時就容易引起誤嚥，但並不代表一定會發生誤嚥。**即使吞嚥機能有點變弱了，透過調整吃東西時的姿勢、吃的食物、吃法，就能拓展如常享用餐點的可能性。**

能夠透過嘴巴吃下美味的東西，對任何人來說都是一大樂趣。所以，不管活到幾歲都值得挑戰。鍛鍊嘴巴與喉嚨、改善進食姿勢或吃法，我認為都是「持續保有挑戰的意志」。

然而，住院中有時為了避免誤嚥或窒息，會禁止進食。停止經口進食的代替措施，一般會透過注射點滴或從鼻子插管來攝取營養。長期維持這樣的狀態時，沒有用到的進食吞嚥機轉會衰弱，之後需要接受「經口進食復健」治療。

其中，也有病患為了避免誤嚥的風險而選擇在腹部打洞裝設「胃造口」攝取營養。

在日本，這樣的患者還挺多，也有很多人誤以為「已無法透過嘴巴進食才裝胃造口」。不過，我們診察後發現，**胃造口病患還保有經口進食能力的個案是很常見的**。即便裝設胃造口，好幾年不曾真正吃過東西的患者，能再次開始經口進食的案例也很多。

在這種情況下沒有摘除胃造口的必要。**透過胃造口攝取必需的營養素，嘴巴則專攻喜歡吃的東西**，這種雙管齊下的做法是十分可行的。有朝一日若考慮裝設胃造口時，請回想起曾讀過這段「雙管齊下」的解說。

進食姿勢① 頭朝上？頭朝下？哪種姿勢不易引起誤嚥

拜食道「收縮蠕動」之賜，我們即使躺著也能吃東西。

現在考大家一個很極端的二選一猜謎。下面哪個姿勢較難引起誤嚥？

(1)姿勢端正坐在椅上，頭抬向天花板，以下巴朝上的姿勢吃東西。

(2)仰躺後頭抬高直到能看見腳趾頭，以收下巴的姿勢吃東西。

請不要實際照做喔，這樣很危險的。

如選項(1)般採取**頭朝上的姿勢，即使健康沒問題的人也容易誤嚥**。不易引發誤嚥的是，選項(2)「**稍微收下巴的姿勢**」。收下巴的頸部前傾姿，也是醫療或照護現場所推廣的「不易引起誤嚥的姿勢」。這是為什麼呢？

從側面透視喉嚨時，氣管在前（胸前），食道在後（背側）。因此，當頭往前傾直到能看見腳趾頭時，喉嚨後側會張開，食物便很容易進入食道。**反之，頭往後倒時，喉嚨前側會張開，食物便很容易進入氣管**。

所以，坐在椅上面向桌子用餐時，**進餐者應身體筆直朝前，略為收下巴才是比較安全的用餐姿勢**。

需要藉助照護幫忙進餐時，照護者也應該坐在椅子等座具上，維持與進餐者「同一視線高度」的原則來餵食。若是站著，儼然一副「高姿態」來餵食，進餐者就得抬頭接收食物，十分危險。

附帶一提，坐著進食會引起誤嚥的人，可以改用「電動床」採取身體往前的姿勢。將床面角度調整至30度左右，後頭部墊枕頭，形成收下巴的頸部前傾姿勢。

這麼做的好處是**不容易誤嚥食物，即使是舌頭力道衰弱的人，也比較容易將食物送至喉嚨**。

在臨床現場，有些被診斷為無法經口進食的患者，透過這個方法能順利進食的個案也蠻常見。不過，這個方式也有個難題，那就是難以透過雙手自行進食，必需借助他人幫忙。所以對於有活力想依照自己的意願進食的人來說，可能會容易感到有壓力。

不易引起誤嚥的姿勢

○ 稍微收下巴，食物較易進入食道。

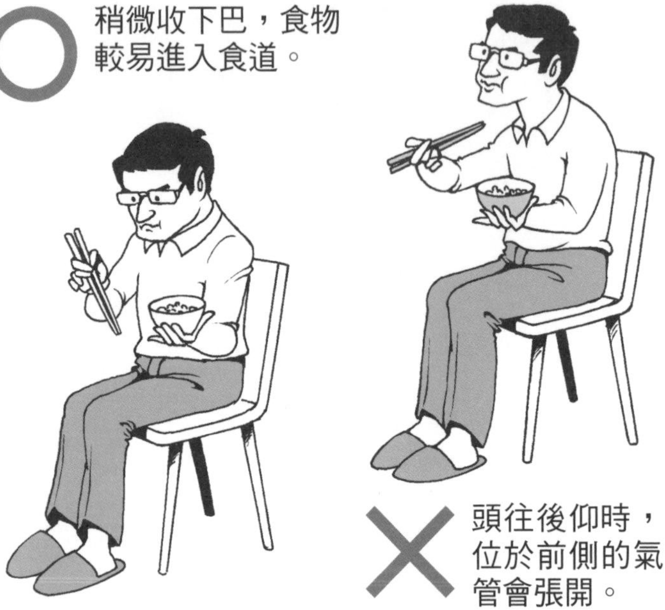

× 頭往後仰時，位於前側的氣管會張開。

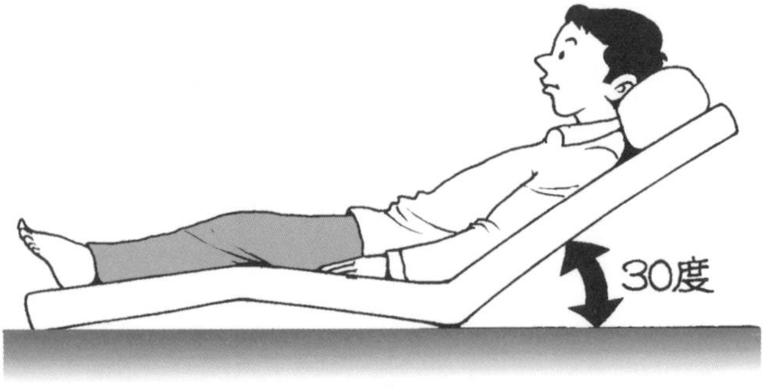

需要長期照護又容易誤嚥的人，可將床面升高至30度左右，墊高枕頭，形成收下巴的姿勢。

進食姿勢②

有麻痺症狀者上半身需打直

我們這些專業人員在照護現場觀察進餐狀況時，「在什麼環境下用餐」也是很重要的確認事項。

這是因為，每個人的生活環境不同，用餐地點也大相逕庭。有些人是在床上或輪椅上用餐，有些則是集體坐在餐桌前用餐。所以床鋪的傾斜度、桌子、椅子的高度都會影響吃東西的姿勢。

若是因為無法取得方便進食的姿勢，而覺得吃得很累導致吃東西的樂趣大減是很可惜的。再說**只要姿勢調整正確就能大幅降低誤嚥的風險**。

方才說明過，身體筆直往前，略為收下巴的姿勢較不易引起誤嚥。所以我們會指導姿勢不正確的患者，調整環境，採取安全的姿勢。

這件事對於還年輕的讀者而言，或許會覺得摸不著頭緒。

不過人隨著年齡增長，可能會因為五十肩而抬不起手臂、變得耳不聰目不明、身體機能不聽使喚的情況會不斷增加。

在這些身體的變化當中，進餐時難以保持筆直姿勢的個案，常見於腦梗塞（腦血管阻塞的腦中風等）後遺症，而患有肢體麻痺的人士。

例如，腦部左側發生腦梗塞時，身體右側就會出現麻痺。這類患者的上半身會慣性偏往無法順利操控的右側。

若以這樣的姿勢吃東西可能會發生什麼情況呢？

食物在口腔或喉嚨內會流往麻痺的右側而無法順利吞嚥，容易引起誤嚥。

另外，在觀察有麻痺症狀的患者口腔時，會發現食物殘渣停留在麻痺側的情況很多。那是因為病患本身無法感覺到「有東西」殘留的緣故。這也是非常容易導致誤嚥的因素。

欲改善這樣的狀態，**可以在麻痺側墊上靠墊，使上半身保持筆直**。在我的經驗中，只是這麼做就不再發生誤嚥的人不在少數。說明了正確的姿勢有多重要。

透過荒廢不用的嘴巴吃東西的巧思——吞嚥輔助飲食

容易引起誤嚥或窒息的食物飲品，具有哪些特徵呢。換句話說，就是「容易被什麼東西嗆到」。

各位讀者有被什麼東西嗆到過的經驗嗎？我想應該很多人曾被水或飲品嗆過吧。液體能迅速落入喉嚨，一不小心就會嗆到。

可能也曾被乾巴巴的黃豆粉等物嗆得直咳。鬆散不成型的東西，若不慎吸入是很危險的。

或許也曾差點被年糕噎著。這是因為黏著性高或者是太大塊的東西，不易順暢吞嚥的緣故。如上述例子，無關年齡與體能，有些東西在「吃、喝」上就是需要加以留意。

當口腔或喉嚨的機能降低時，對於這些東西更需要多加注意。例如，經管營養或裝設胃造口，已有一段時間未曾使用嘴巴進食的患者。

為了能夠安全進食，「將食物本身處理得容易吞嚥」不失為一個好方法。

容易被什麼東西嗆到或哪些食物覺得吃不太動是因人而異的。先將這些不擅長的食物列出來，採取下述建議，調整烹煮方式。

- **質地偏硬的食物，多加點水，徹底煮軟。**
- **質地鬆散的食物，可以利用太白粉等「勾芡」成型。**
- **黏性很強的食物，切成容易吞嚥的大小，烹調成容易被唾液帶走的狀態。**
- **質地稀薄的液態湯類或茶水等，添加「增稠劑」**（參照第174頁）。

住院後的復健過程中，開始經口進食時，會先從容易吞嚥的餐點起步，透過「吞嚥輔助飲食」慢慢恢復到正常餐點。

場景若換成一般家庭，可視自己或家人的狀況，烹調成易於吞嚥的狀態，便能安全地享用喜歡的食材。

隨著年齡增長而開始覺得吃東西有難度時，如同先前所述般，將「食物調整成容易吞嚥的狀態」，不管幾歲都有助於維持經口進食的功能。

食物的攝取① 依據進食能力調整烹調方式

想做料理來吃，得先採買必要的食材。下功夫烹煮想吃的食材並樂在其中，是人類用餐行為的根本。

當年齡增長到某一階段後，在「烹調方式」上，除了風味之外還得考慮其他要素。例如減鹽或者是低脂等等。

開始覺得吃東西有難度時，自然而然會下功夫調整成容易食用的烹調方式。比方說切成一口大小或是熬煮得綿軟等等。

許多醫院和照護機構會根據患者或入住者的狀況來提供膳食。其中，被稱為「吞嚥輔助飲食」的餐點會配合進食吞嚥能力分成好幾種類型。分別是切碎飲食、軟質飲食、流質飲食等。

接下來將介紹照護飲食的餐點類型供大家參考。

「**切碎飲食**」指的是將食材剁得比一般更細碎的餐點。例如炒青菜，會將蔬菜剁碎到不太需要咀嚼就能吞嚥的程度再進行烹煮。

當然，如此一來無法感受到食物嚼勁，但很適合咀嚼機能降低的人食用。不過，卻不適合唾液分泌量少的人。因為較難形成食團，會有嗆到的可能。

「**軟質飲食**」是指燙到熟爛或煮到軟綿的餐點。烹煮到能以舌頭壓碎的軟糊程度。這是適合牙齒咬力與吞嚥力兩項機能皆降低者的專門烹調法。

「**流質飲食**」，顧名思義就是使用果汁機將食材打成液態的餐點。用來作為照護餐提供給吞嚥機能衰弱的人士食用。

附帶一提，近年來街頭巷尾的便當店也開始提供講究營養的商品。像是營養均衡的健康便當或者是針對高血糖人士所推出的減醣便當等等……。現已進入無法一口斷定「現成的東西就是不太有營養」的時代了。

而且還有顧及營養均衡的餐點宅配服務，因應高齡化社會的需求也有提供照護飲食。若有必要也可善加利用。

容易進食的烹調法

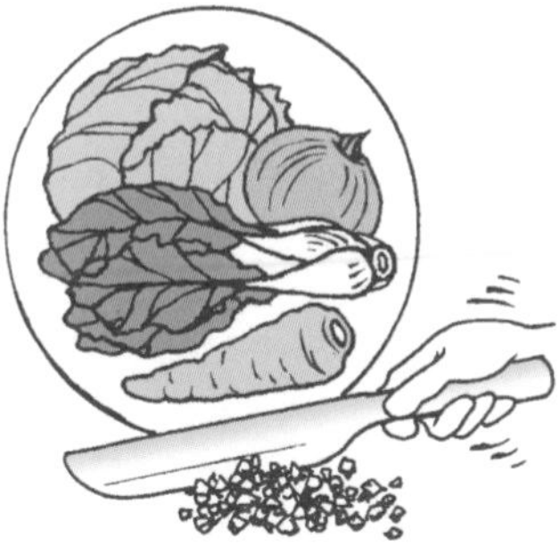

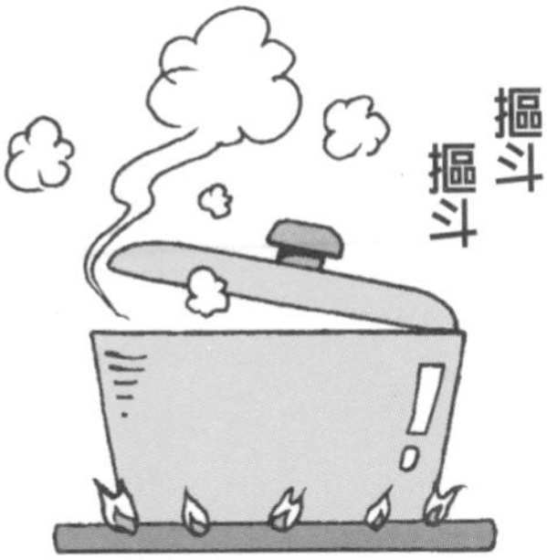

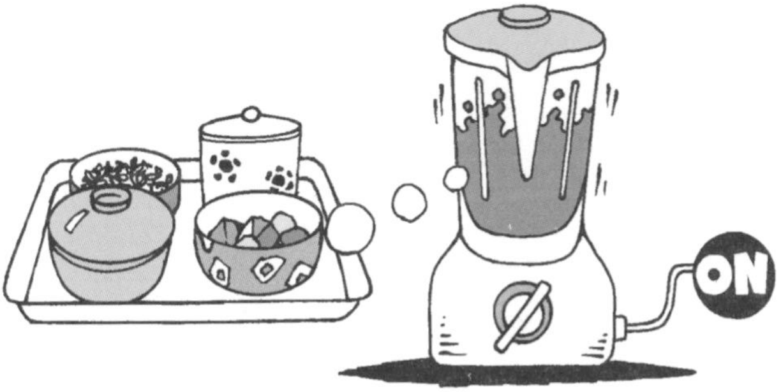

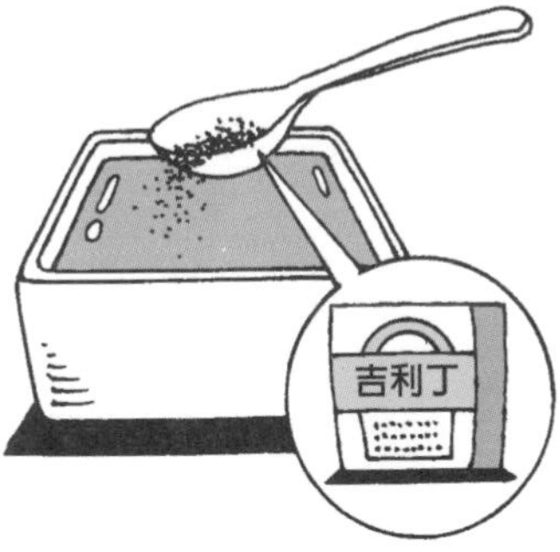

果凍狀飲食

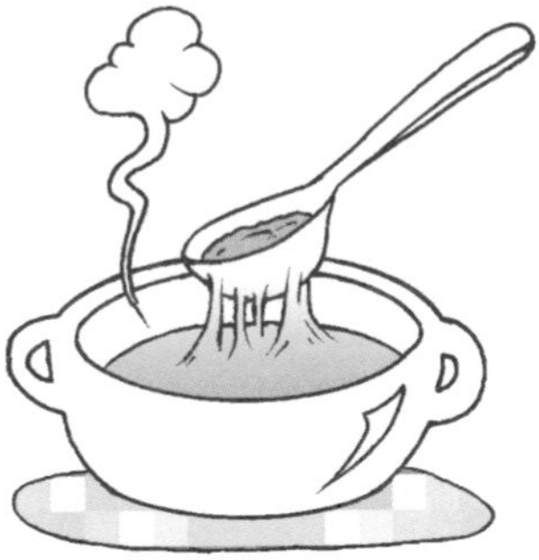

增稠飲食

食物的攝取② 什麼東西要「增稠」？

正式的照護餐，還包括果凍狀飲食以及被稱為增稠飲食的餐點種類。

不論哪一種都是適合吞嚥機能降低的人食用，不過「**果凍狀飲食**」顧名思義就是利用明膠等物質調理成果凍狀的餐點；「**增稠飲食**」則是利用太白粉或市售的「增稠劑」添加濃稠度的餐點。

果凍狀飲食，類似會出現在一般餐桌上的水晶凍，應該很好懂。不過，或許有讀者不太清楚增稠飲食所指何物吧。

「什麼情況需要增稠？」，這是健康人士常提出的問題。**增稠飲食之所以會難以聯想，是因為增稠劑可能也會加在水或味噌湯等一般食用起來沒有難度的食物上。**

不過，我想各位讀者已經有概念，**水或茶、湯之類的液體落入喉嚨的速度很快，當吞嚥反射來不及反應時就會嗆到。**

餐點增稠的意義並非將難以吞嚥的固狀物變成容易吞嚥的狀態，而是將質地較稀的液體調成濃稠的凝膠狀，以延緩其流入喉嚨的時間。

當然，口感也會有所改變，所以增稠過度會變得不好喝。至於該加到何種程度則因人而異。

另外，料理增稠後，有助於在吞嚥時形成食團。透過咀嚼將食物整合成容易嚥下的塊狀，稱之為「形成食團」。無法順利使用舌頭，或是不太能夠形成食團的人，是很適合食用增稠餐點的。

增稠類似勾芡料理的芡汁，將太白粉之類的澱粉質加熱便能做出。另一方面，增稠劑不必加熱也能讓水或烹煮過後的湯品變濃稠，甚是方便。

一般而言，市售的增稠劑是以水果所含有的果膠等植物性成分製成的。

即便如此「仍舊不願放棄」時……

在窒息說明篇曾提到「年糕用烤的或包海苔不易吞嚥」、「煮成年糕湯較易於吞嚥」。

開始感到吃東西有難度者若要吃年糕，選擇不容易誤嚥的吃法也是一種技巧。我想應該不會有人對此表達反對。不過，接下來要分享的純粹是我個人的論點，若有讀者覺得不認同，還請聽從自我想法。

年糕冷卻後就會變硬難以吞嚥，海苔容易黏附於喉嚨所以具有危險性，不過容易引起誤嚥的食物其實包羅萬象。

仙貝或米菓類一咬就碎成細屑，對唾液變少的人來說是容易引起誤嚥的食物。

另外，酒類或茶、咖啡等物，由於是液體的緣故也容易嗆到。吞嚥反射變遲鈍後容易引起誤嚥的現象相信大家已有概念。

那麼，上了年紀後，就應該避免年糕或仙貝、酒類等物嗎？

我並不認為「最好這麼做」。習慣在下午三點喝個茶或咖啡、晚上小酌一番為樂的人，真的會由衷認為「為了預防肺炎，喝茶就不配仙貝了」、「為避免引起誤嚥，乾脆就不喝酒了」嗎？

姑且不談自制力卓絕的人，一般應該不會為了怕有個萬一，而嚴禁生活上的消遣樂趣吧。更何況是被身邊的人叮囑「不能吃仙貝」、「禁止晚上小酌」一定會覺得難受的。

個人認為，**上了年紀難免會發生誤嚥，好好與之相處便是**。要好好與之相處，建立個人可接受的折衷點是很重要的。

說得極端一點，非常熱愛年糕或酒類的人，若認為「死於年糕窒息亦無憾」、「與其要戒酒還不如罹患誤嚥性肺炎」，這不也算是一種折衷點嗎。

從現在開始鍛鍊口腔或喉嚨，除了預防誤嚥之外，也是為「細水長流維持自我飲食樂趣」做準備。

透過吃東西鍛鍊嘴巴與喉嚨

要鍛鍊嘴巴或喉嚨，大家認為最好的方法是什麼？那就是吃東西。以高齡者為對象，協助其活到老經由嘴巴吃到老的活動稱之為「經口進食協助」。在這個協助活動當中，我們牙科醫師、口腔衛生師則負責「口腔保健」的任務。

這個口腔保健包括清潔嘴巴內部（口腔清潔），以及鍛鍊嘴巴或喉嚨的復健治療（口腔復健）。

剛剛提到「鍛鍊嘴巴或喉嚨」。那麼，口腔復健的具體內容是什麼呢？

如同第3章所介紹般，口腔復健也有各種各樣的方式。舉凡活動嘴巴、拉舌頭、發出聲音、活動身體……等。

不過，像這種特別的伸展操或訓練，稱之為「間接訓練」，屬於不使用食物進行口腔訓練的一部分。既然有間接訓練，當然就會有「直接訓練」。

那麼，**鍛鍊嘴巴或喉嚨的這個「直接訓練」所指為何呢，那就是使用食物作訓練，換句話說就是用餐**（專業術語總是愛兜圈）。

用餐就能成為訓練，還真不錯吧。吃著美味東西的同時，不只可以維持目前的進食能力，還能達到恢復、提升進食能力的目的。當然這不能操之過急，必需在享受用餐的過程中慢慢進步。

目標就是不管喝什麼都不會被嗆到、有能力再多品嘗各式各樣的食物。吃一點有難度的東西當作訓練，便能鍛鍊到嘴巴或喉嚨。想吃年糕或仙貝的人就練到能順利吃下吧；想暢飲咖啡或酒類的人就練到能確實喝下吧。

所以，不必一味刻意避開想吃的東西，即使是需要照護的狀態，也能在醫師的指導下，與自己的喉嚨好好配合吃得愉快。

用餐前「刷牙、做操」

先前曾說明過，觀察用餐情況的三個重點為「進食姿勢」、「食物」、「吃法」。我想大家應該已經了解改善姿勢或調整烹煮方式就不易引起誤嚥的概念。

那麼，不容易誤嚥的「吃法」究竟是什麼呢？關於這點，年輕健康的人是不用過度操心的。

會有這方面問題的大多還是上了年紀之後。比方說因為失智症導致判斷力下降等情況。

基於原因不明的理由，「會將食物塞滿雙頰」、「以異常飛快的速度送入嘴裡」、「不太咀嚼就吞下」、「不當吃法」等……。明明咀嚼或吞嚥機能已大幅降低，若再加上這種吃法，造成誤嚥的危險性更高。

撇開這種進食行為的問題點不談，不造成誤嚥的吃法技巧就是「**巧妙彌補進食吞嚥機能的弱點**」。

例如，身體健康的人在用餐前刷牙其實也可獲得雙重、三重好處。

(1)不會因為吞下口腔中的污垢而引起誤嚥。
(2)促進唾液分泌，不但味覺變敏銳，咀嚼、吞嚥也會變順暢（搭配按摩唾液腺效果加倍）。
(3)嘴巴放鬆容易活動，咀嚼、吞嚥也會變順暢（加做口腔或喉嚨運動效果加倍）。

對於進食吞嚥功能降低者而言，**刷牙或口腔復健等口腔保健活動，是預防誤嚥的「餐前準備運動」**。很多照護機構等設施會在用餐前進行口腔保健活動，正是出自上述理由。

另外，有些人是因為受傷或疾病的影響導致吞嚥機能有弱點。在照護現場所採用的「吃法」，其實也包含了因應弱點避免誤嚥的吞嚥方式（吞嚥法）。具體掌握吞嚥困難症狀的人士，只要採取適當的吞嚥法就不容易引起誤嚥。

「交互吞嚥」沖走殘渣

被視為不易引起誤嚥的吞嚥法而被廣為採用的是「**交互吞嚥**」。也就是交互食用擅長與不擅長的食物。

例如，先吃一口菜或飯↓喝一口湯或茶↓再吃一口菜或飯↓再喝一口湯或茶……。反覆進行這些動作，最後以湯、茶或者是水結束用餐——就是這個吃法的技巧。

這個方法的建議對象為，唾液分泌不足導致食物殘留口中的人、吞嚥力降低，食物殘渣容易殘留在口中或喉嚨的人。

喉嚨中容易囤積食物殘渣的地方是食道入口（梨狀窩）或氣管軟蓋背面（會厭谷）。這些部位無法從外部觀察，但是年輕體健者能感覺到「好像有東西殘留」，只要喝個水或咳一下便能解決問題。

然而，年事已高後感覺變遲鈍，可能不會察覺有異，置之不理恐有誤嚥的危險。

交互吞嚥的範例

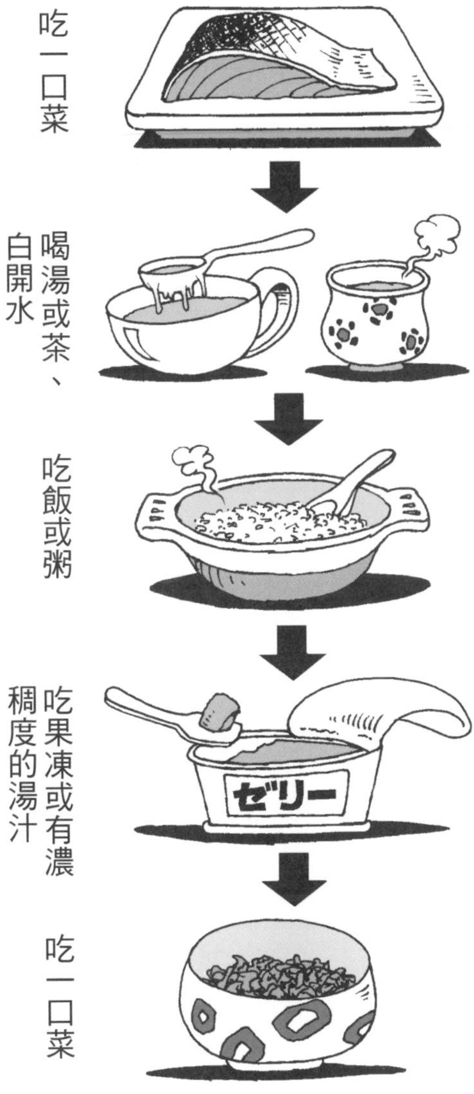
吃一口菜
喝湯或茶、白開水
吃飯或粥
吃果凍或有濃稠度的湯汁
ゼリー
吃一口菜

進行交互吞嚥，可以沖走這些不自覺的「餐後殘渣」，達到預防誤嚥的效果。

吃法技巧③

「點頭吞嚥」輔助法

感到「吞嚥力似乎有點變弱」的人，我都會強力建議「點頭吞嚥」法。

在嚥下口中的食物之前，先將頭往後仰，接著在點頭的過程中進行吞嚥的方法。執行時請收下巴確實咕嘟吞下。

當吞嚥力不足時，無法被完全嚥下的食物殘渣會多少殘留在口腔內，卡在喉嚨深處的凹陷部（梨狀窩與會厭谷）的情況也會增加。

我們的氣管接近喉嚨前側，食道則位於後側。容易囤積食物殘渣的會厭谷，在吞嚥之際是位於蓋住氣管的會厭軟骨內側，也就是喉嚨前側。

頭往後仰是為了**將卡在會厭谷的食物，移動到食道所在的喉嚨後側（咽後壁）**。

接著再將頭往前倒時，食道入口會大幅張開，食物便容易進入。

與此同時，食物不易入侵氣管，也能防止誤嚥。

點頭吞嚥

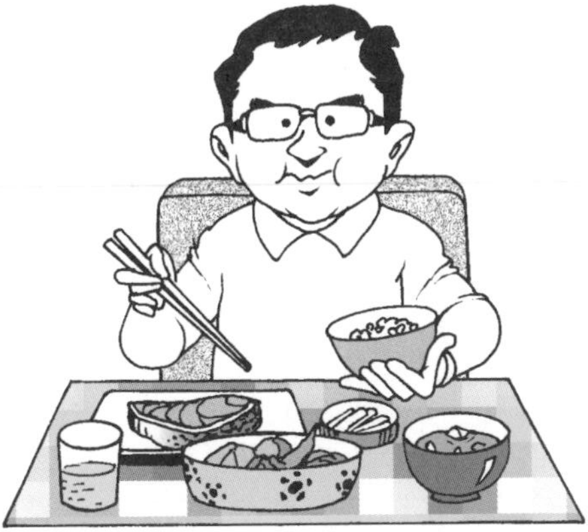

咀嚼完食物後，將臉正面朝前，準備進行吞嚥。

⬇

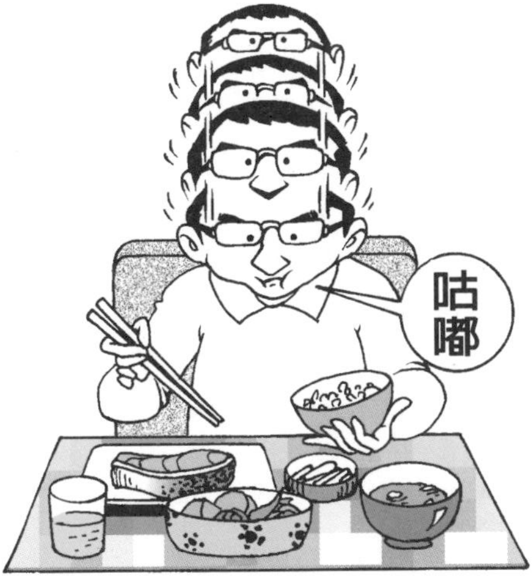

先將頭往後仰，接著做出點頭的動作，邊收下巴邊咕嘟嚥下。

吃法技巧④ 還有「側面吞嚥」這種吃法

「側面吞嚥」是很廣為人知的特殊吞嚥法，也很建議單側麻痺人士採用。吞嚥時將臉轉向身體麻痺側，頭朝此方向來吞嚥餐點。這個吞嚥法的目的是讓單側食道入口大張。

先前曾說明過食道入口平時是關閉，呈現「梨狀窩」的凹陷狀態。也就是無法順利吞嚥的食物容易滯留的凹陷處。吞嚥之際，當此處大張時食物便容易通過。食道入口左右兩側皆有，**所以將頭傾向麻痺側時，健側的梨狀窩會打開，食物就容易通過。**

無法被完全吞嚥而堆積於喉嚨的食物殘渣是造成誤嚥的一大原因，尤其因為腦中風等後遺症，導致身體單側麻痺的患者，會受此影響而無法順利吞嚥，食物往往容易堆積在喉嚨裡。

側面吞嚥是很建議此類型患者嘗試的吞嚥法之一。

側面吞嚥

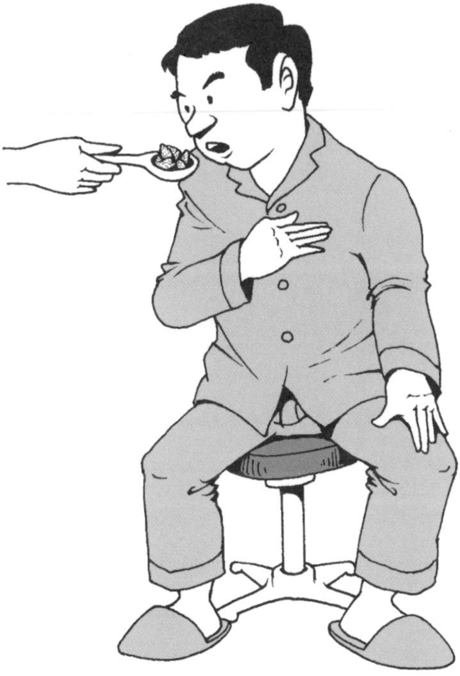

將臉轉向身體麻痺側，頭也稍微朝此方向來進行吞嚥時，食物就比較容易通過食道入口。（插圖為右側麻痺者示意圖）

隨著年齡增加，吞嚥機能降低是無可避免的。但我認為，伴隨年紀所產生的身體變化沒有必要太悲觀。

當察覺到蛛絲馬跡時，想想「現有的能力範圍」，感謝自己所擁有的同時，盡可能將人生過得多采多姿。我想人類自古以來應該就是這樣生活過來的。

所以巧思的真正定義，其實取決於個人，專家的知識與技術只是一種輔助罷了。這是我真摯的想法。

我們父子所開設的寺本內科、牙科診所，所提倡的理念是「LSM（Life、Style、Modification）」。講直白一點就是「改善生活習慣」的意思。不是根據檢查數據機械化地進行診斷，而是更全面地釐清疾病原因，以期能為每位患者提供量身規劃的診療。

父子攜手串聯內科與牙科合作診療的作法，讓我能自豪地表示，這是探索今後醫療型態的一大嘗試。

牙周病已被證實與糖尿病有強烈關聯，同樣的，動脈硬化也是與牙周疾病有很強關聯性的文明病。舉凡這些案例，皆可透過內科與牙科雙管齊下，達到更全方位、更精確的診療。

例如，有膽固醇問題的患者，採用飲食療法的效果會非常顯著。如若該名病患也有口腔方面的問題時，與內科共同掌握病症資訊，同時進行牙科診療或進食機轉療法會是最理想的做法。

像這樣一步一腳印地持續提供服務，協助大家拓展「現有的能力範圍」是我們的夢想。若本書或多或少能對各位讀者有所助益，將帶給我無比的喜悅。

寺本民生

＊本書於執筆、製作圖示之際曾以左記文獻為參考。

『図解　介護のための口腔ケア』菊谷武（講談社）（直譯：照護狀態下所需的口腔保健）

『脳卒中の摂食・嚥下障害　第2版』藤島一郎（医歯薬出版）（直譯：腦中風的進食．吞嚥障礙 第2版）

作者簡介

寺本浩平

1974年出生於東京都。日本大學牙醫學系畢業、牙醫博士。專業領域為牙科補綴（義齒）學、高齡者牙科、進食吞嚥功能等。日本大學牙醫學系進食功能療法學講座兼任講師、日本進食吞嚥復健學會諮詢師。2012年開設寺本內科・牙科診所，亦提供出診服務。現為日本進食吞嚥復健學會、老年牙科醫學會會員。

寺本民生

1947年出生於東京都。東京大學醫學系畢業、醫學博士。專業領域為內分泌、代謝、動脈硬化等。歷經東大醫院第一內科醫局長、帝京大學醫學系教授・系主任後，開設寺本內科・牙科診所。曾任日本內科學會理事、日本動脈硬化學會理事長，現任厚生勞働省藥事審議會委員。

TITLE

養喉嚨練口腔

STAFF

出版　瑞昇文化事業股份有限公司
作者　寺本浩平　寺本民生
譯者　陳姵君

總編輯　郭湘齡
文字編輯　徐承義　蔣詩綺　李冠緯
美術編輯　謝彥如
排版　曾兆珩
製版　昇昇興業股份有限公司
印刷　桂林彩色印刷股份有限公司
　　　紘億彩色印刷有限公司
法律顧問　經兆國際法律事務所　黃沛聲律師

戶名　瑞昇文化事業股份有限公司
劃撥帳號　19598343
地址　新北市中和區景平路464巷2弄1-4號
電話　(02)2945-3191
傳真　(02)2945-3190
網址　www.rising-books.com.tw
Mail　deepblue@rising-books.com.tw

初版日期　2019年9月
定價　300元

國家圖書館出版品預行編目資料

養喉嚨練口腔 / 寺本浩平, 寺本民生作
; 陳姵君譯. -- 初版. -- 新北市 : 瑞昇文
化, 2019.08
192面 ;14.8X21公分
ISBN 978-986-401-369-2(平裝)

1.吞嚥困難 2.健康法

415.51　108012730